U0376601

现代常见病护理与临床实践

尹伟花 李 莹 王 丽 黄 庆 胡 晓 编 著

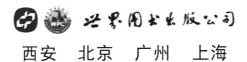

世界图书出版公司

西安 北京 广州 上海

图书在版编目（CIP）数据

现代常见病护理与临床实践/尹伟花等编著.—西
安：世界图书出版西安有限公司，2021.7
ISBN 978-7-5192-8826-6

Ⅰ.①现… Ⅱ.①尹… Ⅲ.①常见病－护理 Ⅳ.
①R47

中国版本图书馆CIP数据核字（2021）第155548号

书　　　名	现代常见病护理与临床实践
	XIANDAI CHANGJIANBING HULI YU LINCHUANG SHIJIAN
编　　　著	尹伟花　李　莹　王　丽　黄　庆　胡　晓
责任编辑	王少宁
装帧设计	济南睿诚文化发展有限公司
出版发行	世界图书出版西安有限公司
地　　　址	西安市锦业路1号都市之门C座
邮　　　编	710065
电　　　话	029-87214941　029-87233647（市场营销部）
	029-87234767（总编室）
经　　　销	全国各地新华书店
印　　　刷	山东麦德森文化传媒有限公司
开　　　本	787mm×1092mm　1/16
印　　　张	14
字　　　数	242千字
版次印次	2021年7月第1版　2021年7月第1次印刷
国际书号	ISBN 978-7-5192-8826-6
定　　　价	98.00元

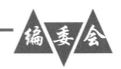

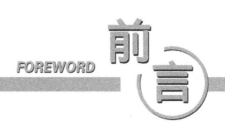

FOREWORD 前言

　　"十四五"规划纲要草案指出,在医疗卫生方面,主要是全面推进健康中国建设。护理工作作为健康中国建设的重要内容,对提高全民健康水平、决胜全面建成健康社会具有重要意义。现阶段,现代化进程加快、卫生健康事业快速发展,护理工作的内容、形态也随之发生较大变化,对护理服务的模式、形式等方面也提出了更高的要求。面对更新换代的现代疾病谱、患者需求复杂化的现状,临床护士越来越需要具备高、精、尖的专业素质。因此,我们特编写《现代常见病护理与临床实践》一书。

　　本书系统总结了现阶段临床常见疾病的护理重点,反映了现阶段护理领域发展的最新成果,实现了将护理基础操作与临床疾病相结合。在结构层次方面,本书首先介绍了基础护理技术,随后以临床科室为分类标准,介绍了呼吸内科、心内科、消化内科、神经内科、普外科等科室常见疾病的护理;在内容方面,每种临床常见病均按照病因、临床表现、治疗、护理评估、护理措施的顺序进行,在护理评估和护理措施方面重点着墨,充分考虑了临床实践性。本书以现代常见病为纲,根据临床实践需求进行编写,理论联系实践,表述浅显易懂,适合各级医院临床护士及护理学院师生阅读使用。

　　由于编者水平有限,加之时间仓促,本书可能存在疏漏之处,恳请各位读者批评指正,以期再版时及时改正。

《现代常见病护理与临床实践》编委会

2021 年 3 月

CONTENTS 目录

第一章　基础护理技术 ……………………………………………………（1）

第一节　标本采集 …………………………………………………（1）

第二节　口腔护理 …………………………………………………（13）

第三节　氧疗技术 …………………………………………………（17）

第四节　排痰技术 …………………………………………………（20）

第五节　给药技术 …………………………………………………（25）

第六节　导尿技术 …………………………………………………（43）

第七节　灌肠技术 …………………………………………………（46）

第二章　呼吸内科常见病的护理 ………………………………………（51）

第一节　肺炎 ………………………………………………………（51）

第二节　支气管扩张 ………………………………………………（54）

第三节　支气管哮喘 ………………………………………………（58）

第四节　慢性阻塞性肺疾病 ………………………………………（64）

第五节　呼吸衰竭 …………………………………………………（68）

第三章　心内科常见病的护理 …………………………………………（73）

第一节　心律失常 …………………………………………………（73）

第二节　原发性高血压 ……………………………………………（75）

第三节　冠状动脉粥样硬化性心脏病 ……………………………（78）

第四节　心力衰竭 …………………………………………………（86）

第四章　消化内科常见病的护理 ………………………………………（91）

第一节　消化性溃疡 ………………………………………………（91）

第二节　慢性胃炎 …………………………………………………（94）

第三节　急性胰腺炎 ·· （97）

第四节　肝硬化 ··· （101）

第五章　神经内科常见病的护理 ·································· （106）

第一节　短暂性脑缺血发作 ······································ （106）

第二节　脑出血 ··· （109）

第三节　癫痫 ··· （115）

第四节　病毒性脑膜炎 ·· （121）

第五节　重症肌无力 ··· （125）

第六章　普外科常见病的护理 ···································· （131）

第一节　甲状腺癌 ·· （131）

第二节　乳腺癌 ··· （133）

第三节　腹外疝 ··· （137）

第四节　原发性肝癌 ··· （142）

第五节　阑尾炎 ··· （148）

第六节　大肠癌 ··· （153）

第七节　急性化脓性腹膜炎 ······································ （161）

第七章　泌尿外科常见病的护理 ·································· （168）

第一节　尿路结石 ·· （168）

第二节　良性前列腺增生 ··· （173）

第三节　膀胱肿瘤 ·· （178）

第四节　肾癌 ··· （181）

第八章　妇产科常见病的护理 ···································· （186）

第一节　盆腔炎性疾病 ·· （186）

第二节　子宫颈癌 ·· （189）

第三节　功能失调性子宫出血 ···································· （195）

第四节　妊娠期高血压疾病 ······································ （200）

第五节　前置胎盘 ·· （204）

第六节　胎盘早剥 ·· （207）

第七节　产后出血 ·· （212）

参考文献 ·· （215）

第一章　基础护理技术

第一节　标本采集

一、静脉血标本

(一)目的

正确采集静脉血标本,为临床诊断、治疗提供依据。

(二)操作前准备

1.告知患者/家属

操作目的、方法、注意事项、配合方法。

2.评估患者

(1)病情、意识状态、自理能力、心理状况、合作程度。

(2)采血部位皮肤、血管及肢体活动情况。

3.操作护士

着装整洁、修剪指甲、洗手、戴口罩。

4.物品准备

持针器、采血针、采血管、注射器、检验条形码、治疗盘、安尔碘、棉签、止血带、手套、一次性多用巾、治疗车、快速手消毒剂、消毒桶、污物罐、污物桶、利器盒。

5.环境

整洁、安静。

(三)操作过程

(1)携用物至患者床旁,核对腕带及床头卡。

(2)协助患者取适当体位,戴手套。

(3)将一次性多用巾垫于采血部位下方。

(4)核对检验条形码及采血管。

(5)常规消毒皮肤,待干。

(6)取血。①真空采血法:根据标本类型选择合适的真空采血管,将采血针与持针套连接,按无菌技术操作规程进行穿刺,见回血后,按顺序依次插入真空采血管。②注射器直接穿刺采血法:根据采集血标本的种类准确计算采血量,选择合适的注射器,按无菌技术操作规程进行穿刺。采集完成后,取下注射器针头,根据不同标本所需血量,分别将血标本沿管壁缓慢注入相应的容器内。③经血管通路采血法:外周血管通路仅在置入时可用于采血,短期使用或预期使用时间不超过 48 小时的外周导管可专门用于采血,但不能给药。采血后,血管通路要用足够量的生理盐水冲净导管中的残余血液。

(7)采血完毕,拔出采血管。

(8)拔针、按压穿刺点。

(9)再次核对。

(10)整理床单位,协助患者取舒适卧位。

(11)整理用物,按医疗垃圾分类处理用物。

(12)洗手、记录、确认医嘱。

(四)注意事项

(1)在安静状态下采集血标本。

(2)若患者正在进行输液治疗,应从非输液侧肢体采集。

(3)采血时尽可能缩短止血带的结扎时间。

(4)标本采集后尽快送检,送检过程中避免过度震荡。

(五)评价标准

(1)患者和家属能够知晓护士告知的事项,对服务满意。

(2)遵循查对制度和无菌操作技术原则。

(3)护士操作过程规范、安全,标本符合检验要求。

二、血培养标本

(一)目的

正确采集血标本,为诊断、治疗和预后判断提供依据。

(二)操作前准备

1.告知患者

操作目的、方法、注意事项、配合方法。

2.评估患者

(1)病情、意识状态、治疗、心理状态及配合程度。

(2)寒战或发热的高峰时间。

(3)抗生素使用情况。

(4)穿刺部位皮肤、血管状况和肢体活动度。

3.操作护士

着装整洁、修剪指甲、洗手、戴口罩。

4.物品准备

需氧管、厌氧管,其余同血标本采集。

5.环境

整洁、安静。

(三)操作步骤

(1)携用物至患者床旁,核对腕带、床头卡、条形码。

(2)协助患者取舒适、安全卧位,戴手套。

(3)选择血管,系止血带,常规消毒。

(4)再次核对。

(5)穿刺:①注射器直接穿刺采血法(同静脉血标本采集)。②经血管通路采血法(同静脉血标本采集)。③经外周穿刺的中心静脉导管取血法:取 1 支注射器抽生理盐水 20 mL 备用,另备 2 支注射器。用注射器抽出 5 mL 血液弃去;如正在静脉输液中,先停止输液 20 秒,再抽出 5 mL 血液弃去。另用注射器抽取足量血标本。然后以生理盐水 20 mL 用注射器以脉冲式冲洗导管。消毒导管接口,如有静脉输液可打开输液通道。

(6)成人每次采集 10~20 mL,婴儿和儿童每次采集 1~5 mL。

(7)拔针,按压穿刺部位。

(8)将血标本分别注入需氧瓶和厌氧瓶内,迅速轻摇,混合均匀。

(9)再次核对。

(10)整理用物及床单位,用物按医疗垃圾分类处理。

(11)擦拭治疗车。

(12)洗手、记录、确认医嘱。

(四)注意事项

(1)血培养瓶应在室温下避光保存。

(2)根据是否使用过抗生素,准备合适的需氧瓶和厌氧瓶。

(3)间歇性寒战患者应在寒战或体温高峰前取血;当预测寒战或高热时间有困难时,应在寒战或发热时尽快采集血培养标本。

(4)已使用过抗生素治疗的患者,应在下次使用抗生素前采集血培养标本。

(5)血标本注入厌氧菌培养瓶时,注意勿将注射器中空气注入瓶内。

(6)2次血培养标本采集时间至少间隔1小时。

(7)经外周穿刺的中心静脉导管采取血培养标本时,每次至少采集2套血培养,其中一套从独立外周静脉采集,另外一套则从导管采集。两套血培养的采血时间必须接近(≤5分钟),并做标记。

(五)评价标准

(1)患者和家属能够知晓护士告知的事项,对服务满意。

(2)遵循查对制度,符合无菌技术、标准预防原则。

(3)护士操作过程规范、安全,标本符合检验要求。

三、血气分析标本

(一)目的

采集动脉血,进行血气分析,判断患者氧合情况,为治疗提供依据。

(二)操作前准备

1.告知患者/家属

操作目的、方法、注意事项、配合方法。

2.评估患者

(1)病情、意识状态、吸氧状况或者呼吸机参数的设置、自理能力、合作程度。

(2)穿刺部位皮肤及动脉搏动情况。

3.操作护士

着装整洁、修剪指甲、洗手、戴口罩。

4.物品准备

检验条形码、动脉采血针、治疗盘、安尔碘、棉签、污物罐、手套、一次性多用巾、快速手消毒剂、消毒桶、污物罐、污物桶、利器盒等。

5.环境

安静、整洁。

(三)操作过程

(1)携用物至患者床旁,核对腕带及床头卡。

(2)协助患者取舒适卧位,戴手套。

(3)暴露穿刺部位。

(4)消毒穿刺部位及操作者的示、中指,以两指固定动脉搏动最明显处。

(5)持采血针在两指间垂直或与动脉走向呈40°刺入动脉。

(6)穿刺成功,可见血液自动流入采血针管内,采血1 mL。

(7)拔针后即刻拧紧针帽,压迫穿刺点5～10分钟。

(8)轻轻转动血气针,使血液与抗凝剂充分混匀,以防止凝血。

(9)整理床单位,协助患者取舒适卧位。

(10)整理用物,按医疗垃圾分类处理用物。

(11)洗手、记录、确认医嘱。

(四)注意事项

(1)在检验申请单上注明采血时间,氧疗方法与浓度、持续时间和体温。

(2)标本应隔绝空气,避免混入气泡或静脉血。

(3)凝血功能障碍者穿刺后应延长按压时间至少10分钟。

(4)采集标本后30分钟内送检。

(5)洗澡、运动后,应休息30分钟再采血。

(五)评价标准

(1)患者和家属能够知晓护士告知的事项,对服务满意。

(2)遵循查对制度,符合无菌技术、标准预防原则。

(3)护士操作过程规范、安全,标本符合检验要求。

四、尿标本

(一)目的

1.尿常规标本

用于检查尿液的颜色、透明度,测定比重,检查有无细胞和管型,并作尿蛋白和尿糖定性检测等。

2.尿培养标本

用于细菌培养或细菌敏感试验,以了解病情,协助临床诊断和治疗。

3.24 小时尿标本

用于各种尿生化检查或尿浓缩查结核杆菌等检查。

(二)操作前准备

1.告知患者和家属

操作目的、方法、采集时间、注意事项、配合方法。

2.评估患者

(1)病情、意识状态、自理能力、合作程度。

(2)排尿情况。

3.操作护士

着装整洁、修剪指甲、洗手、戴口罩。

4.物品准备

隔离衣、手套。

(1)尿常规标本:检验条形码、一次性尿常规标本容器,必要时患者自备便盆或尿壶。

(2)尿培养标本(导尿术留取法):检验条形码,其余同留置导尿术用物。

(3)中段尿留取法:检验条形码、无菌容器、会阴冲洗包。

(4)24 小时尿标本:清洁容器(3000～5000 mL),防腐剂(10%甲醛)。

5.环境

整洁、安静。

(三)操作过程

(1)穿隔离衣,携用物至患者床旁,核对腕带及床头卡。

(2)根据患者病情取适当的体位。

(3)常规尿标本:留取晨起后第一次尿液置于标本容器中送检。

(4)24 小时尿标本留取法:将规定时间内的尿液装入含有防腐剂的清洁容器内,混匀后将总量记录在检验条形码上。从中取 100～200 mL 送检。

(5)尿培养标本检测。①中段尿采集法:按导尿术清洁、消毒外阴,嘱患者排尿,弃去前段尿,留取中段尿 10 mL,置于灭菌试管内送检。②导尿术留取法:按照导尿术步骤插入导尿管将尿液引出,留取尿标本送检。

(6)整理床单位,协助患者取安全、舒适卧位。

(7)整理用物,按医疗垃圾分类处理。

(8)脱隔离衣。

(9)洗手、记录、确认医嘱。

（四）注意事项

(1)会阴部分泌物过多时,应先冲洗会阴后再留取。

(2)避免经血、白带、精液、粪便或其他异物混入标本。

(3)选择在抗生素应用前留取尿培养标本。

(4)不能留取尿袋中的尿液标本送检。

(5)留取尿标本前不宜过多饮水。不宜剧烈运动,使尿液中红细胞、白细胞、蛋白质增加。

(6)尿标本留取后要及时送检。

(7)留取尿培养标本时,应注意执行无菌操作,防止标本污染,影响检验结果。

（五）评价标准

(1)患者和家属能够知晓护士告知的事项,对服务满意。

(2)遵循查对制度,符合标准预防、安全原则。

(3)护士操作规范,动作娴熟。

五、便标本

（一）目的

1.常规标本
用于检查粪便的性状、颜色、细胞等。

2.培养标本
用于检查粪便中的致病菌。

3.隐血标本
用于检查粪便内肉眼不能察见的微量血液。

4.寄生虫或虫卵标本
用于检查粪便中的寄生虫、幼虫以及虫卵计数。

（二）操作前准备

1.告知患者
操作目的、方法、采集时间、注意事项、配合方法。

2.评估患者
(1)病情、意识状态、治疗情况、合作程度。

(2)排便情况。

(3)女性患者是否在月经期。

3.操作护士

着装整洁、修剪指甲、洗手、戴口罩。

4.物品准备

检验条形码、标本容器或培养瓶、手套、隔离衣、透明胶带(查找蛲虫)。

5.环境

整洁、安静。

(三)操作过程

(1)穿隔离衣,携用物至患者床旁,核对腕带及床头卡。

(2)常规标本:嘱患者排便于清洁便盆内,用检便匙取中央部分或黏液脓血部分约 5 g,置于标本容器内。

(3)培养标本:嘱患者排便于消毒便盆内,用无菌棉签取中央部分粪便或黏液脓血部分 2～5 g 置于培养瓶内,塞紧瓶塞待送。

(4)隐血标本:按常规标本留取。

(5)寄生虫或虫卵标本。①检查蛲虫卵:取透明胶带于夜晚 0 点左右或清晨排便前贴于肛门口周围,取下对折后送检。②检查阿米巴原虫,应在采集前将容器用热水加温,便后连同容器立即送检。③找寄生虫体或虫卵计数:采集 24 小时便。

(6)整理床单位,协助患者取安全、舒适卧位。

(7)整理用物,按医疗垃圾分类处理。

(8)脱隔离衣。

(9)洗手、记录、确认医嘱。

(四)注意事项

(1)灌肠后的粪便、粪便过稀及混有油滴等不宜作为检查标本。

(2)便标本应新鲜,不可混入尿液及其他杂物。

(3)便隐血试验:检查前 3 天内禁食肉类、肝类、血类食物,并禁服铁剂,按要求采集标本。

(4)服驱虫剂或做血吸虫孵化检查时,应留取全部粪便及时送检。

(5)检查阿米巴原虫,检查前禁止服用钡剂或含金属的泻剂,以免影响阿米巴虫卵或包囊的显露。采集前需将容器用热水加温,便后连同容器一起送检。

(五)评价标准

(1)患者和家属能够知晓护士告知的事项,对服务满意。

(2)护士操作规范,标本采集方法正确。

(3)遵循查对制度,符合标准预防原则。

六、痰标本

(一)目的

检查痰液中的致病菌,进行药敏试验、协助诊断。

(二)操作前准备

1.告知患者

操作目的、方法、采集时间、注意事项、配合方法。

2.评估患者

(1)病情、意识状态、治疗、配合程度。

(2)口腔黏膜、咽部情况。

(3)排痰情况及痰液的颜色、性质、量等。

3.操作护士

着装整洁、修剪指甲、洗手、戴口罩。

4.物品准备

隔离衣、一次性手套。

(1)常规痰标本:痰盒、检验条形码,必要时备吸痰用物。

(2)痰培养标本:无菌容器、漱口溶液、检验条形码。

(3)24 小时标本:容积约 500 mL 清洁广口集痰容器、检验条形码。

5.环境

整洁、安静。

(三)操作过程

(1)穿隔离衣,携用物至患者床旁,核对腕带和床头卡。

(2)常规痰标本。①自行采集:晨起漱口,深吸气后用力咳出呼吸道深部痰液置于痰盒内送检。②协助采集:患者取适当卧位,先叩击患者背部,按吸痰法吸入 2～5 mL 痰液置于痰盒内。

(3)24 小时痰标本:在广口集痰瓶内加少量清水,从清晨醒来(7 时)未进食前漱口后第一口痰开始留取,至次日晨(7 时)未进食前漱口后最后一口痰结束,全部痰液置于集痰容器内,注明留痰的起止时间。

(4)痰培养标本:清晨协助患者用漱口液漱口,深吸气后用力咳嗽,将痰吐入无菌容器内送检。

(5)留取后,给予漱口或口腔护理。

(6)整理床单位,协助患者取舒适、安全卧位。

(7)整理用物,按医疗垃圾分类处理用物。

(8)脱隔离衣。

(9)洗手、记录、确认医嘱。

(四)注意事项

(1)除 24 小时痰标本外,痰液收集时间宜选择在清晨,标本采集后及时送检。

(2)采集痰培养标本,应严格无菌操作,避免因操作不当污染标本,影响检验结果。

(3)采集痰标本时,嘱患者勿将唾液、漱口水、鼻涕混入痰标本中。

(4)如患者伤口疼痛无法咳嗽,可用软枕或手掌压迫伤口,降低伤口张力,减轻咳嗽时的疼痛。

(5)痰培养及肿瘤细胞的标本应立即送检。

(6)避免在进食后 2 小时内留取咽拭子标本,以防呕吐;棉签不要触及其他部位以免影响检验结果。

(7)幼儿痰液收集困难时,可用消毒棉拭喉部,引起咳嗽反射,用药棉拭子刮取标本。

(五)评价标准

(1)患者能够知晓护士告知的事项,并能配合,对服务满意。

(2)遵循查对制度,符合标准预防原则。

(3)护士操作过程规范、安全,动作娴熟。

七、咽拭子标本

(一)目的

从咽部和扁桃体取分泌物作细菌培养或病毒分离,以协助诊断、治疗和护理。

(二)操作前准备

1.告知患者

操作目的、方法、注意事项、配合方法。

2.评估患者

(1)病情、意识状态、自理能力、心理反应、合作程度。

(2)口腔黏膜及咽喉部情况。

3.操作护士

着装整洁、修剪指甲、洗手、戴口罩、戴手套。

4.物品准备

化验条形码、无菌咽拭子培养管、压舌板、手电筒、手套、快速手消毒剂。

5.环境

安静、整洁。

(三)操作过程

(1)携用物至患者床旁,核对腕带及床头卡。

(2)协助患者用清水漱口,取舒适卧位。

(3)嘱患者张口发"啊"音。

(4)压舌板轻压舌部,用培养管内的无菌棉签,擦拭腭弓两侧及咽、扁桃体上的分泌物。

(5)迅速将棉签插入无菌试管并塞紧。

(6)整理床单位,协助患者取舒适、安全体位。

(7)整理用物,按医疗垃圾分类处理用物。

(8)洗手、记录、确认医嘱。

(四)注意事项

(1)采集时,为防止呕吐,应避免在患者进食后2小时内进行。动作要轻稳、敏捷,防止引起患者不适。

(2)注意棉签不要触及其他部位,保证所取标本的准确性。

(3)标本容器应保持无菌状态,采集后立即送检。

(4)做真菌培养时,需在口腔溃疡面上采集分泌物。

(五)评价标准

(1)患者能够知晓护士告知的事项,并能配合,对服务满意。

(2)遵循查对制度,符合标准预防、安全原则。

(3)护士操作过程规范,动作娴熟。

八、导管培养标本

(一)目的

取患者导管尖端做细菌培养。

(二)操作前准备

1. 告知患者

操作目的、方法、注意事项、配合方法。

2. 评估患者

(1)病情、治疗情况、导管留置时间。

(2)导管局部皮肤情况及肢体活动度。

3. 操作护士

着装整洁、修剪指甲、洗手、戴口罩。

4. 物品准备

治疗车、化验单、条形码、2套血培养瓶、无菌试管、无菌剪刀、无菌手套、采血针、穿刺盘、快速手消毒剂、锐器盒、消毒桶、污物桶等。

5. 环境

整洁、安静。

(三)操作步骤

(1)携用物至患者床旁,核对腕带、床头卡。

(2)协助患者取舒适、安全卧位。

(3)采集血培养标本两套,一套从可疑感染的导管采集,另一套从独立外周静脉采集(方法同血标本采集)。

(4)协助患者摆放体位,使导管穿刺点位置低于心脏水平。

(5)再次洗手、戴无菌手套。

(6)缓慢移出导管,迅速按压穿刺点,检查导管尖端是否完整。

(7)用无菌剪刀剪取导管尖端和皮下部分,分别置于无菌试管内塞紧,注明留取时间。

(8)整理用物及床单位,用物按医疗垃圾分类处理。

(9)擦拭治疗车。

(10)洗手、记录、确认医嘱。

(四)注意事项

(1)采集标本的时机尽可能选在使用抗生素之前。

（2）留取导管标本应与采集血培养标本同时进行,采集时间宜在5分钟内完成,以免影响检验结果。

（五）评价标准

（1）患者和家属能够知晓护士告知的事项,对服务满意。

（2）遵循查对制度,符合无菌技术、标准预防原则。

（3）护士操作过程规范、准确。

第二节 口腔护理

一、卧床患者

（一）目的

保持患者口腔清洁,预防口腔感染。观察口腔黏膜和舌苔有无异常,便于了解病情变化。

（二）操作前准备

1.告知患者和家属

操作目的、方法、注意事项、指导配合。

2.评估患者

（1）病情、意识状态、自理能力、治疗情况、合作程度。

（2）观察口唇、口腔黏膜、牙龈、舌苔状况;有无活动性义齿。

3.操作护士

着装整洁、修剪指甲、洗手、戴口罩。

4.物品准备

治疗车、治疗盘、口腔护理包、口腔护理液、温开水、一次性多用巾（或毛巾）、手电筒、隔离衣、快速手消毒剂、消毒桶、污物桶;遵医嘱备口腔用药。

5.环境

整洁、安静。

（三）操作过程

（1）穿隔离衣,携用物至患者床旁,核对腕带及床头卡。

13

（2）协助患者取适宜体位、头偏向操作者。

（3）颌下垫多用巾，放置弯盘。

（4）温水棉球湿润口唇。

（5）药液棉球擦拭牙齿表面、颊部、舌面、舌下及硬腭部。

（6）清点棉球，温开水漱口。

（7）擦净面部，观察口腔情况，必要时遵医嘱用药。

（8）撤去多用巾。

（9）整理床单位，协助患者恢复舒适体位。

（10）整理用物，按医疗垃圾分类处理用物。

（11）脱隔离衣。

（12）擦拭治疗车。

（13）洗手、记录、确认医嘱。

（四）注意事项

（1）擦拭过程中，动作应轻柔，特别是对有凝血功能障碍的患者，应防止碰伤黏膜及牙龈。

（2）有活动性义齿的患者协助清洗义齿。

（五）评价标准

（1）患者和家属知晓护士告知的事项，对服务满意。

（2）患者感觉舒适、口腔清洁，黏膜、牙齿无损伤。

（3）遵循查对制度，符合标准预防原则。

（4）护士操作过程规范、安全，动作轻柔。

二、昏迷患者

（一）目的

为昏迷患者行口腔护理，使患者舒适、预防感染。

（二）操作前准备

1.告知家属

操作目的、方法。

2.评估患者

（1）病情、意识状态、自理能力、治疗情况、合作程度。

（2）观察口唇、口腔黏膜、牙龈、舌苔状况；有无活动性义齿。

3.操作护士

着装整洁、修剪指甲、洗手、戴口罩。

4.物品准备

治疗车、口腔护理包、口腔护理液、手电筒、遵医嘱选择口腔药物、开口器、温开水、快速手消毒剂、隔离衣、消毒桶、污物桶。

(三)操作步骤

(1)穿隔离衣,携用物至患者床旁,核对腕带、床头卡。

(2)协助患者取安全、适宜体位。

(3)颌下垫治疗巾,放置弯盘。

(4)温水棉球湿润嘴唇,牙关紧闭者使用开口器。

(5)药液棉球擦洗方法同口腔护理。

(6)温水棉球再次擦洗。

(7)清点棉球,观察口腔情况。

(8)协助患者取舒适卧位。

(9)整理用物及床单位,按医疗垃圾分类处理用物。

(10)脱隔离衣,擦拭治疗车。

(11)洗手、记录、确认医嘱。

(四)注意事项

(1)操作时避免弯钳触及牙龈或口腔黏膜。

(2)棉球不宜过湿,操作中注意夹紧棉球,防止遗留在口腔内,禁止漱口。

(3)有活动性义齿的患者协助清洗义齿。

(4)使用开口器时从第二臼齿处放入。

(五)评价标准

(1)家属知晓护士告知的事项,对服务满意。

(2)遵循查对制度,符合标准预防原则。

(3)护士操作过程规范、熟练,动作轻柔。

三、气管插管患者

(一)目的

为气管插管患者行口腔护理,使患者舒适,预防感染。

(二)操作前准备

1.告知患者/家属

操作目的、方法。

2.评估患者

(1)病情、生命体征、意识状态与合作程度。

(2)口腔黏膜有无出血点、溃疡、异味及口腔卫生状况。

(3)气管导管外露部分距门齿的长度。

3.操作护士

着装整洁、修剪指甲、洗手、戴口罩。

4.物品准备

治疗车、口腔护理包、一次性密闭式吸痰管、快速手消毒剂、隔离衣、消毒桶、污物桶等。

5.环境

整洁、安静。

(三)操作步骤

(1)穿隔离衣,携用物至患者床旁,核对腕带、床头卡。

(2)根据患者的病情,协助患者摆好体位。

(3)检查气囊压力,进行气管插管吸痰,并吸净口腔内的分泌物。

(4)测量气管导管外露部分距门齿的长度。

(5)两人配合,一人固定导管,另一人进行口腔护理(同昏迷患者口腔护理操作)。

(6)操作完毕后,将牙垫置于导管的一侧并固定,定期更换牙垫位置。

(7)再次测量气管导管外露长度和气囊压力。

(8)观察胸廓起伏情况,听诊双肺呼吸音。

(9)整理用物及床单位,按医疗垃圾分类处理用物。

(10)脱隔离衣,擦拭治疗车。

(11)洗手、记录、确认医嘱。

(四)注意事项

(1)操作前测量气囊压力。

(2)操作前后认真清点棉球数量,禁止漱口,可采取口鼻腔冲洗。

(3)检查气管导管深度和外露长度,避免移位和脱出。

(4)躁动者适当约束或应用镇静药。

(五)评价标准

(1)患者和家属能够知晓护士告知的事项,对服务满意。

(2)遵循查对制度,符合无菌技术、标准预防原则。

(3)护士操作过程规范、安全,动作娴熟。

第三节　氧疗技术

一、鼻导管/面罩吸氧

(一)目的

纠正各种原因造成的缺氧状态,提高患者血氧含量及动脉血氧饱和度。

(二)操作前准备

1.告知患者

操作目的、方法、注意事项、配合方法。

2.评估患者

(1)病情、意识、呼吸状态、缺氧程度、心理反应、合作程度。

(2)鼻腔状况:有无鼻息肉、鼻中隔偏曲或分泌物阻塞等。

3.操作护士

着装整洁、修剪指甲、洗手、戴口罩。

4.物品准备

治疗车、一次性吸氧管或吸氧面罩、湿化瓶、蒸馏水、氧流量表、水杯、棉签、吸氧卡、笔、快速手消毒剂、污物桶、消毒桶。

5.环境

安全、安静、整洁。

(三)操作过程

(1)携用物至患者床旁,核对腕带及床头卡。

(2)协助患者取适宜体位。

(3)清洁双侧鼻腔。

(4)正确安装氧气装置,管路或面罩连接紧密,确定氧气流出通畅。

(5)根据病情调节氧流量。

(6)固定吸氧管或面罩。

(7)填写吸氧卡。

(8)用氧过程中密切观察患者呼吸、神志、氧饱和度及缺氧程度改善情况等。

(9)整理床单位,协助患者取舒适卧位。

(10)整理用物,按医疗垃圾分类处理用物。

(11)擦拭治疗车。

(12)洗手、记录、确认医嘱。

(四)注意事项

(1)保持呼吸道通畅,注意气道湿化。

(2)保持吸氧管路通畅,无打折、分泌物堵塞或扭曲。

(3)面罩吸氧时,检查面部、耳郭皮肤受压情况。

(4)吸氧时先调节好氧流量再与患者连接,停氧时先取下鼻导管或面罩,再关闭氧流量表。

(5)注意用氧安全,尤其是使用氧气筒给氧时注意防火、防油、防热、防震。

(6)长期吸氧患者,湿化瓶内蒸馏水每日更换一次,湿化瓶每周浸泡消毒一次,每次 30 分钟,然后洗净、待干、备用。

(7)新生儿吸氧应严格控制用氧浓度和用氧时间。

(五)评价标准

(1)患者能够知晓护士告知的事项,对服务满意。

(2)护士操作过程规范、安全,动作娴熟。

二、一次性使用吸氧管(OT-MI 人工肺)

(一)目的

纠正各种原因造成的缺氧状态,提高患者血氧含量及动脉血氧饱和度。

(二)操作前准备

1.告知患者/家属

操作目的、方法、注意事项、配合方法。

2.评估患者

(1)病情、意识、缺氧程度、呼吸、自理能力、合作程度。

（2）鼻腔状况。

3.操作护士

着装整洁、修剪指甲、洗手、戴口罩。

4.物品准备

治疗车、氧流量表、人工肺、水杯、棉签、快速手消毒剂、吸氧卡、笔,必要时备吸氧面罩。

5.环境

安静、整洁。

（三）操作过程

（1）携用物至患者床旁,核对腕带及床头卡。

（2）协助患者取舒适卧位。

（3）正确安装氧气装置。

（4）清洁鼻腔。

（5）根据病情调节氧流量。

（6）吸氧并固定吸氧管或面罩。

（7）观察患者缺氧改善情况。

（8）整理床单位,协助患者取舒适、安全卧位。

（9）整理用物,按医疗垃圾分类处理用物。

（10）擦拭治疗车。

（11）洗手、签字、确认医嘱。

（四）注意事项

（1）保持呼吸道通畅,注意气道湿化。

（2）保持吸氧管路通畅,无打折、分泌物堵塞或扭曲。

（3）面罩吸氧时,检查面部、耳郭皮肤受压情况。

（4）吸氧时先调节好氧流量再与患者连接,停氧时先取下鼻导管或面罩,再关闭氧流量表。

（5）注意用氧安全,尤其是使用氧气筒给氧时注意防火、防油、防热、防震。

（6）新生儿吸氧应严格控制用氧浓度和用氧时间。

（五）评价标准

（1）患者和家属能够知晓护士告知的事项,并能配合,对服务满意。

（2）护士操作过程规范、安全,动作娴熟。

第四节　排痰技术

一、有效排痰法

(一)目的

对不能有效咳痰的患者进行叩背,协助排出肺部分泌物,保持呼吸道通畅。

(二)操作前准备

1.告知患者

操作目的、方法、注意事项、配合方法。

2.评估患者

(1)病情、意识状态、咳痰能力、影响咳痰的因素、合作能力。

(2)痰液的颜色、性质、量、气味。

(3)肺部呼吸音情况。

3.操作护士

着装整洁、修剪指甲、洗手、戴口罩。

4.物品准备

听诊器、隔离衣、快速手消毒剂,必要时备雾化面罩、雾化液。

5.环境

整洁、安静。

(三)操作步骤

(1)穿隔离衣,核对腕带及床头卡。

(2)协助患者取侧卧位或坐位。

(3)叩击患者胸背部,手指合拢呈杯状由肺底自下而上、自外向内叩击。

(4)拍背后,嘱患者缓慢深呼吸用力咳出痰液。

(5)听诊肺部呼吸音清。

(6)协助患者清洁口腔。

(7)整理床单位,协助患者取舒适卧位。

(8)整理用物,脱隔离衣。

(9)洗手、记录,确认医嘱。

(四)注意事项

(1)注意保护胸、腹部伤口,合并气胸、肋骨骨折时禁做叩击。

(2)根据患者体型、营养状况、耐受能力,合理选择叩击方式、时间和频率。

(3)操作过程中密切观察患者意识及生命体征变化。

(五)评价标准

(1)患者能够知晓护士告知的事项,对服务满意。

(2)护士操作过程规范、安全,动作娴熟。

二、经鼻/口腔吸痰

(一)目的

充分吸出痰液,保持患者呼吸道通畅,确保患者安全。

(二)操作前准备

1.告知患者/家属

操作目的、方法、注意事项、配合方法。

2.评估患者

(1)病情、意识状态、生命体征、承受能力、合作程度。

(2)双肺呼吸音、痰鸣音、氧疗情况、SpO_2、咳嗽能力。

(3)痰液的性状。

(4)义齿、口腔及鼻腔状况。

3.操作护士

着装整洁、修剪指甲、态度和蔼、洗手、戴口罩。

4.物品准备

治疗车、治疗盘、吸痰包、一次性吸痰管、灭菌注射用水、负压吸引装置一套、隔离衣、快速手消毒剂、污物桶、消毒桶;必要时备压舌板、开口器、舌钳、口咽通气道、听诊器。

5.环境

整洁、安静。

(三)操作过程

(1)穿隔离衣,携用物至患者床旁,核对腕带及床头卡。

(2)协助患者取适宜卧位,取下活动义齿。

(3)连接电源,打开吸引器,调节负压吸引压力 150~200 mmHg。

(4)戴一次性无菌手套,连接吸痰管。

(5)吸痰管经口或鼻插入气道(进管时阻断负压),边旋转边向上提拉,每次吸痰时间不超过 15 秒。

(6)吸痰过程中密切观察患者生命体征、血氧饱和度及痰液情况,听诊呼吸音。

(7)吸痰结束,用手上的一次性手套包裹吸痰管,丢入污物桶。

(8)冲洗管路。

(9)整理床单位,协助患者取安全、舒适体位。

(10)整理用物,按医疗垃圾分类处理用物。消毒仪器及管路。

(11)脱隔离衣,擦拭治疗车。

(12)洗手、记录、确认医嘱。

(四)注意事项

(1)观察患者生命体征、血氧饱和度变化及痰液情况,并准确记录。

(2)遵循无菌原则,插管动作轻柔。吸痰管到达适宜深度前避免负压,逐渐退出的过程中提供负压。

(3)选择粗细、长短、质地适宜的吸痰管。

(4)按需吸痰,每次吸痰时均须更换吸痰管。

(5)患者痰液黏稠时可以配合翻身叩背、雾化吸入,患者发生缺氧症状时(如发绀、心率下降)应停止吸痰,缓解后再行吸痰。

(6)吸痰过程中,鼓励并指导清醒患者深呼吸,进行有效咳嗽。

(五)评价标准

(1)患者和家属能够知晓护士告知的事项,并能配合操作。

(2)遵循无菌原则、消毒隔离制度。

(3)护士操作过程规范、安全、有效,动作轻柔。

三、气管插管吸痰

(一)目的

充分吸出痰液,保持患者呼吸道通畅。

(二)操作前准备

1.告知患者/家属

操作目的、方法、注意事项、配合方法。

2.评估患者

(1)病情、意识状态、合作程度。

(2)心电监护及管路状况。

3.操作护士

着装整洁、修剪指甲、洗手、戴口罩。

4.物品准备

治疗车、负压吸引装置一套、一次性吸痰管、无菌生理盐水、隔离衣、快速手消毒剂、污物桶、消毒桶。

5.环境

安静、整洁。

(三)操作过程

(1)穿隔离衣,携用物至患者床边,核对患者腕带及床头卡。

(2)协助患者取仰卧位,头偏向操作者侧。

(3)吸痰前给予2分钟纯氧吸入。

(4)连接电源,打开吸引器,调节负压吸引压力150～200 mmHg。

(5)戴一次性无菌手套,连接吸痰管。

(6)正确开放气道,迅速将吸痰管插入至适宜深度,边旋转边向上提拉,每次吸痰时间不超过15秒。

(7)观察患者生命体征、血氧饱和度变化,痰液的性状、量及颜色,听诊呼吸音。

(8)吸痰结束后再给予纯氧吸入2分钟。

(9)吸痰管用手上的一次性手套包裹,丢入污物桶。

(10)冲洗管路并妥善放置。

(11)整理床单位,协助患者取安全、舒适体位。

(12)整理用物,按医疗垃圾分类处理用物。

(13)脱隔离衣,擦拭治疗车。

(14)洗手、记录、确认医嘱。

(四)注意事项

(1)观察患者生命体征及呼吸机参数变化。如呼吸道被痰液堵塞、窒息,应立即吸痰。

(2)遵循无菌原则,每次吸痰时均须更换吸痰管,应先吸气管内,再吸口鼻处。

(3)吸痰前整理呼吸机管路,倾倒冷凝水。

(4)掌握适宜的吸痰时间。

(5)呼吸道管路每周更换消毒一次,发现污染严重,随时更换。

(6)注意吸痰管插入是否顺利,遇有阻力时,应分析原因,不得粗暴操作。

(7)选择型号适宜的吸痰管,吸痰管外径应小于气管插管内径的1/2。

(8)吸痰过程中,鼓励并指导清醒患者深呼吸,进行有效咳痰。

(五)评价标准

(1)患者和家属能够知晓护士告知的事项,并能配合操作。

(2)遵循无菌技术、标准预防、消毒隔离原则。

(3)护士操作过程规范、安全、有效。

四、排痰机使用

(一)目的

协助排除肺部痰液,预防、减轻肺部感染。

(二)操作前准备

1.告知患者

操作目的、方法、注意事项、配合方法。

2.评估患者

(1)病情、意识状态、耐受能力、心理反应、合作程度。

(2)胸部皮肤情况及肺部痰液分布情况。

3.操作护士

着装整洁、修剪指甲、洗手、戴口罩。

4.物品准备

振动排痰机、叩击头套、快速手消毒剂。

5.环境

整洁、安静、私密。

(三)操作步骤

(1)携用物至患者床旁,核对腕带及床头卡。

(2)协助患者取适宜体位。

(3)连接振动排痰机电源,开机。

(4)调节强度、频率。

（5）选择排痰模式（自动和手动），定时。

（6）安装适宜的叩击头及套。

（7）叩击头振动后，方可放于胸部背部及前后两侧并给予适当的压力治疗。

（8）治疗结束，撤除叩击头套。

（9）整理床单位，协助患者取安全、舒适卧位。

（10）整理用物，按医疗垃圾分类处理用物。

（11）洗手、记录、确认医嘱。

（四）注意事项

（1）注意皮肤感染、胸部肿瘤、心内附壁血栓、严重心房颤动、心室颤动、急性心肌梗死、不能耐受振动的患者禁忌使用。

（2）密切监测患者病情变化，如患者感到不适，应及时停止治疗。

（3）应将叩击头置于叩击部位不动，持续数秒，再更换叩击部位，或叩击头缓慢在身体表面移动，要避免快速移动，以免影响治疗效果。

（4）根据患者情况选择治疗时间，一般为5～10分钟。

（五）评价标准

（1）患者和家属能够知晓护士告知的事项，对服务满意。

（2）注意观察患者肺部情况。

（3）护士操作过程规范、准确。

第五节　给药技术

一、口服给药

（一）目的

药物经胃肠黏膜吸收而产生疗效，以减轻症状，治疗疾病，维持正常生理功能，协助诊断，预防疾病。

（二）操作前准备

1.告知患者

服药目的、方法、注意事项、配合方法。

2.评估患者

(1)病情、意识状态、自理能力、心理状况、吞咽能力、合作程度。

(2)用药史、过敏史、不良反应史。

(3)口腔黏膜及食管情况。

3.操作护士

着装整洁、修剪指甲、洗手、戴口罩。

4.物品准备

发药车、服药单、口服药、水壶(备温开水);必要时备量杯、滴管、研钵。

5.环境

整洁、安静。

(三)操作过程

(1)携物至患者床旁,核对腕带及床头卡。

(2)查对药物(核对无误后发药)。

(3)协助患者服药到口。

(4)对老、弱、小儿及危重患者应协助喂药,必要时将药研碎后服入。

(5)患者不在病房或者因故暂不能服药者,暂不发药,做好交班。

(6)发药后再次核对。

(7)患者如有疑问,应重新核对,确认无误后给予解释再给患者服用。

(8)整理用物。

(9)洗手、签字、确认医嘱。

(四)注意事项

(1)严格执行查对制度。

(2)遵医嘱及药品使用说明书服药。

(3)掌握患者所服药物的作用、不良反应以及某些服用的特殊要求。如对服用强心苷类药物的患者,服药前应先测脉搏、心率,注意其节律变化,如心率低于60次/分,不可以服用。对服用铁剂者,用吸管吸取药剂;止咳糖浆类药用后不宜立即饮水,磺胺类药服后应多饮水等。

(4)观察服药后不良反应。

(5)患者因故暂时不能服药时,做好交班。

(五)评价标准

(1)患者能够知晓护士告知的事项,对服务满意。

(2)遵循查对制度,符合标准预防、安全给药原则。

(3)护士操作过程规范、准确。

二、皮内注射

(一)目的

用于药物的皮肤过敏试验、预防接种及局部麻醉的前驱步骤。

(二)操作前准备

1.告知患者

操作目的、方法、注意事项、配合方法。

2.评估患者

(1)病情、意识状态、心理反应、自理能力、合作程度、进食情况。

(2)患者药物过敏史、用药史、不良反应史。

(3)注射部位的皮肤状况。

3.操作护士

着装整洁、修剪指甲、洗手、戴口罩。

4.物品准备

医嘱单、注射卡、药液、静点包、注射器、穿刺盘、75%酒精或生理盐水、快速手消毒剂、急救药品。

5.评估、查对

评估用物,查对用药。

6.核对

双人核对,治疗室抽吸药液。

7.环境

整洁、安静。

(三)操作过程

(1)携用物至患者床旁,核对腕带及床头卡。

(2)协助患者取适当体位,暴露注射部位。

(3)消毒皮肤。

(4)绷紧皮肤,注射器针头斜面向上与皮肤呈 5°刺入皮内,注入 0.1 mL 药液,使局部呈半球状皮丘,皮肤变白并显露毛孔。

(5)迅速拔出针头(20 分钟后,由 2 名护士观察结果)。

(6)整理床单位,协助患者取舒适、安全卧位。

(7)整理用物,按医疗垃圾分类处理用物。

(8)洗手、记录、医嘱确认。

(四)注意事项

(1)皮试前必须询问过敏史,有过敏史者不可做试验。

(2)消毒皮肤时,避免反复用力涂擦局部皮肤,忌用含碘消毒剂。

(3)正确判断试验结果。对皮试结果阳性者,应在病历、床头、腕带、门诊病历醒目标记,并将结果告知医师、患者及家属。

(4)特殊药物的过敏试验,按要求观察结果。

(5)备好相应抢救药物与设备,及时处理变态反应。

(五)评价标准

(1)患者知晓护士告知的事项,了解操作目的,对服务满意。

(2)护士操作规范、准确。

(3)遵循查对制度,符合无菌技术、标准预防、安全给药原则。

(4)密切观察病情,及时处理各种变态反应。

三、皮下注射

(一)目的

需要迅速达到药效和不能或不宜经口服给药时采用,预防接种,局部给药等。

(二)操作前准备

(1)告知患者:操作目的、方法、注意事项、配合方法。

(2)评估患者:①病情、年龄、意识状态、合作程度、心理反应;②注射部位皮肤及皮下组织状况;③用药史及药物过敏史。

(3)操作护士:着装整洁、修剪指甲、洗手、戴口罩。

(4)物品准备:医嘱执行单、治疗卡、静点包、注射器、药液、治疗车、穿刺盘、快速手消毒剂、锐器盒、消毒桶、污物桶。

(5)评估用物,查对用药。

(6)双人核对,治疗室抽吸药液。

(7)环境:整洁、安静。

(三)操作步骤

(1)双人核对,在治疗室抽吸药液。

(2)携用物至患者床旁,核对腕带及床头卡。

(3)协助患者取适宜体位。

(4)正确选择注射部位,常规消毒。

(5)再次核对。

(6)排气,绷紧皮肤,进针,抽吸无回血方可推药。

(7)注射完毕,快速拔针,轻压进针处片刻。

(8)再次核对。

(9)整理用物及床单位,按医疗垃圾分类处理用物。

(10)擦拭治疗车。

(11)洗手、记录、确认医嘱。

(四)注意事项

(1)遵医嘱及药品说明书使用药品。

(2)注射时绷紧皮肤,固定针栓,过瘦者可捏起注射皮肤,减小注射角度。

(3)针头刺入角度不宜超过45°,以免刺入肌层。

(4)观察注射后不良反应。

(5)需长期注射者,有计划地更换注射部位。

(五)评价标准

(1)患者和家属知晓护士告知的事项,对服务满意。

(2)遵循无菌操作原则和消毒制度。

(3)护士操作过程规范、准确。

四、肌内注射

(一)目的

不宜采用口服或静脉的药物,且要求比皮下注射更迅速发生疗效时使用。用于注射刺激性较强或药量较大的药物。

(二)操作前准备

(1)告知患者和家属:操作目的、方法、注意事项、配合方法。

(2)评估患者:①病情、意识状态、自理能力、心理状况、合作程度;②过敏史、用药史;③注射部位的皮肤状况和肌肉组织状况。

(3)操作护士:着装整洁、修剪指甲、洗手、戴口罩。

(4)物品准备:医嘱执行单、注射卡、药液、静点包、注射器、治疗车、穿刺盘、快速手消毒剂、利器盒、污物桶、消毒桶。集体注射时另备大方盘、治疗巾。

(5)评估用物,查对用药。

(6)双人核对,治疗室抽吸药液。

(7)环境:安静、整洁。

(三)操作过程

(1)携用物至患者床旁,核对腕带及床头卡。

(2)协助患者摆好体位。

(3)暴露注射部位,注意保护患者隐私。

(4)消毒皮肤。

(5)排尽注射器内空气。

(6)一手绷紧皮肤,一手持注射器快速垂直进针。

(7)固定针头,抽动活塞无回血后,缓慢注入药液。

(8)快速拔针,轻压进针处片刻。

(9)整理床单位,观察并询问用药后的反应。

(10)协助患者取舒适、安全卧位。

(11)整理用物,按医疗垃圾分类处理用物。

(12)洗手、记录、确认医嘱。

(四)注意事项

(1)遵医嘱及药品说明书使用药品,需要 2 种以上药液同时注射时,注意配伍禁忌。

(2)观察注射后疗效和不良反应。

(3)切勿将针头全部刺入,以防针梗从根部折断。

(4)2 岁以下婴幼儿不宜选用臀大肌注射,最好选择臀中肌和臀小肌注射。

(5)出现局部硬结,可采用热敷、理疗等方法。

(6)长期注射者,有计划地更换注射部位,并选择细长针头。

(7)注射时做到两快一慢(进针、拔针快,推药慢)。

(8)同时注射多种药液时,应先注射刺激性较弱的药液,后注射刺激性较强的药液。

(五)评价标准

(1)患者和家属能够知晓护士告知的事项,对服务满意。

(2)护士操作过程规范、准确。

(3)遵循查对制度,符合无菌技术、标准预防、安全给药原则。

(4)注意观察患者用药后情况及不适症状。

五、静脉注射

(一)目的

(1)注入药物,用于药物不宜口服、皮下注射、肌内注射或需迅速发挥药效时。

(2)注入药物做某些诊断性检查。

(3)静脉营养治疗。

(二)操作前准备

(1)告知患者:操作目的、方法、注意事项、配合方法。

(2)评估患者:①病情、意识状态、心理状况、自理能力、合作程度;②药物过敏史、用药史;③穿刺部位皮肤及血管情况。

(3)操作护士:着装整洁、修剪指甲、洗手、戴口罩。

(4)物品准备:治疗单、输液卡及输液签字单、药液、静点包、注射器(必要时备头皮针)、治疗车、穿刺盘、快速手消毒剂、手表、消毒桶、污物桶、利器盒。

(5)评估用物,查对用药。

(6)双人核对,治疗室抽吸药液。

(7)环境:整洁、安静。

(三)操作过程

(1)携用物至患者床旁,核对腕带及床头卡。

(2)协助患者取舒适卧位。

(3)选择血管,系止血带,嘱患者握拳。

(4)消毒皮肤,待干。

(5)核对,注射器排气。

(6)绷紧皮肤,穿刺。

(7)见回血后松止血带、松拳、缓慢推注药液,观察反应。

(8)固定。

(9)缓慢推注药液。

(10)拔针、按压,再次核对。

(11)整理床单位,协助患者取舒适卧位。

(12)观察患者穿刺部位情况及用药后反应,询问患者感受。

(13)整理用物,按医疗垃圾分类处理用物。

(14)擦拭治疗车。

(15)洗手、记录、确认医嘱。

(四)注意事项

(1)选择粗直、弹性好、易于固定的静脉,避开关节、瘢痕和静脉瓣。

(2)推注刺激性药物时,须先用生理盐水引导穿刺。

(3)注射过程中,间断回抽血液,确保药液安全注入血管内。

(4)根据患者年龄、病情及药物性质以适当速度注入药物,推药过程中要观察患者反应。

(5)凝血功能不良者应延长按压时间。

(五)评价标准

(1)患者能够知晓护士告知的事项,对服务满意。

(2)遵循查对制度,符合无菌技术、标准预防。

(3)护士操作过程规范、安全,动作娴熟。

六、密闭式静脉输液

(一)目的

(1)纠正水和电解质失调,维持酸碱平衡。

(2)补充营养,维持热量。

(3)输入药物,达到治疗疾病的目的。

(4)补充血容量,维持血压。

(5)输入脱水剂,提高血浆渗透压,以达到减轻脑水肿,降低颅内压,改善中枢神经系统功能的作用。

(二)操作前准备

(1)告知患者:操作目的、方法、注意事项、配合方法。

(2)评估患者:①病情、意识状态、心理状况、自理能力、合作程度;②药物过敏史、用药史;③穿刺部位皮肤及血管情况。

(3)操作护士:着装整洁、修剪指甲、洗手、戴口罩。

(4)物品准备:治疗单、输液卡及输液签字单、药液、静点包、一次性输液器、注射器、治疗车、穿刺盘、快速手消毒剂、手表、消毒桶、污物桶、利器盒。

(5)评估用物,查对用药。

(6)双人核对,治疗室配制药液。

(7)环境:安静、整洁。

(三)操作过程

(1)携用物至患者床旁,核对腕带及床头卡。

(2)协助患者取舒适卧位。

(3)选择血管,系止血带,嘱患者握拳。

(4)消毒皮肤,待干。

(5)核对,输液管排气。

(6)绷紧皮肤,穿刺。

(7)见回血后松止血带、松拳、打开调节器。

(8)固定。

(9)调节滴速(一般成人40～60滴/分,儿童20～40滴/分)。

(10)再次核对。

(11)整理床单位,协助患者取舒适卧位。

(12)观察患者穿刺部位情况,询问患者感受。

(13)整理用物,按医疗垃圾分类处理用物。

(14)擦拭治疗车。

(15)洗手、记录、确认医嘱。

(四)注意事项

(1)严格执行无菌操作及查对制度。

(2)对长期输液的患者,应当注意保护、合理使用静脉。

(3)选择粗直、弹性好、易于固定的静脉,避开关节、瘢痕和静脉瓣,下肢静脉不应作为成年人穿刺血管的常规部位。

(4)在满足治疗前提下选用最小型号、最短的留置针或钢针。

(5)输注2种以上药液时,注意药物间的配伍禁忌。

(6)输入强刺激性特殊药物,应确定针头已刺入静脉内时再加药。

(7)不应在输液侧肢体上端使用血压袖带和止血带。

(8)定期换药,如果患者出汗多,或局部有出血或渗血,可选用纱布敷料。

(9)敷料、无针接头或肝素帽的更换及固定均应以不影响观察为基础。

(10)发生留置针相关并发症,应拔管重新穿刺,留置针保留时间根据产品使用说明书而定。

(11)连续输液者24小时要更换输液器。

(五)评价标准

(1)患者能够知晓护士告知的事项,对服务满意。

(2)护士操作过程规范、准确。

(3)遵循查对制度,符合无菌技术、标准预防。

七、经外周静脉置入中心静脉导管术

(一)目的

建立长期静脉通路,配合治疗、抢救。减少重复穿刺、减少药物对外周静脉的刺激。

(二)操作前准备

1.告知患者/家属

操作目的、方法、注意事项、配合方法。签署知情同意书。

2.评估患者

(1)病情、年龄、意识状态、治疗需求、承受能力、肢体功能状况、心理反应及合作程度。

(2)穿刺部位皮肤和血管条件。是否需要借助影像技术帮助辨认和选择血管。

(3)穿刺侧肢体功能状况。

(4)过敏史、用药史、凝血功能及是否安装起搏器。

3.操作护士

着装整洁、修剪指甲、洗手、戴口罩。

4.物品准备

医嘱单、经外周静脉置入中心静脉导管(PICC)穿刺包、PICC导管1根、局麻药、肝素盐水(50~100 U/mL)、注射器、输液接头1个、10 cm×12 cm透明敷料1贴、无菌无粉手套2副、无菌手术衣、治疗车、止血带、弹力绷带、纸尺、乙醇、葡萄糖酸氯己定、快速手消毒剂、一次性多用巾、污物桶、消毒桶、利器盒等。

5.环境

安静、整洁。

(三)操作过程

(1)确认已签知情同意书,携用物至患者床旁,核对腕带及床头卡。

(2)协助患者取舒适安全卧位。

(3)选择血管,充分暴露穿刺部位,手臂外展与躯干呈90°。

(4)测量预置导管长度及术侧上臂臂围。

(5)打开PICC穿刺包,戴无菌手套。

(6)将一次性多用巾垫在患者术侧手臂下,助手将止血带放好。

(7)消毒穿刺部位,消毒范围以穿刺点为中心直径20 cm,两侧至臂缘;先用乙醇清洁脱脂,待干后,再用葡萄糖酸氯己定消毒皮肤3遍。

(8)穿无菌衣,更换无菌无粉手套,铺孔巾及治疗巾。

(9)置管前检查导管的完整性,导管及连接管内注入生理盐水,并用生理盐水湿润导管。

(10)扎止血带(操作助手于患者术侧上臂扎止血带),嘱患者握拳。

(11)绷紧皮肤,以15°~30°实施穿刺。见到回血后降低穿刺角度,再进针0.5 cm,使套管尖端进入静脉。固定钢针,将导入鞘送入静脉。

(12)助手协助松开止血带,嘱患者松拳。撤出穿刺针芯。

(13)再送入导管;到相当深度后退出导入鞘。

(14)固定导管,撤出导丝,抽取回血再次确认穿刺成功,然后用10 mL生理盐水脉冲式冲管、封管,导管末端连接输液接头。

(15)将体外导管放置呈S状或L形弯曲,用免缝胶带及透明敷料固定。弹力绷带包扎穿刺处4小时后撤出。

(16)透明敷料上注明导管的种类、规格、置管深度,日期和时间,操作者姓名。

(17)整理床单位,协助患者取舒适卧位。

(18)整理用物,按医疗垃圾分类处理用物。

(19)脱无菌衣。

(20)擦拭治疗车。

(21)洗手、记录、确认医嘱。

(22)X线拍片确定导管尖端位置,做好记录。

(四)注意事项

(1)护士需要取得PICC操作的资质后,方可进行独立穿刺。

（2）置管部位皮肤有感染或损伤,有放疗史、血栓形成史、外伤史、血管外科手术史或接受乳腺癌根治术和腋下淋巴结清扫术后者,禁止在此置管。

（3）穿刺首选贵要静脉,次选肘正中静脉,最后选头静脉。肘部静脉穿刺条件差者可采用 B 超引导下 PICC 置入术。

（4）新生儿置管后体外导管固定牢固,必要时给予穿刺侧上肢适当约束。

（5）禁止使用<10 mL 注射器给药及冲、封管,使用脉冲式方法冲管。

（6）输入化疗药物、氨基酸、脂肪乳等高渗和(或)强刺激性药物及输血前后,应及时冲管。

（7）常规 PICC 导管不能用于高压注射泵推注造影剂。

（8）PICC 置入后 24 小时内更换敷料,并根据使用敷料种类及贴膜使用情况决定更换频次;渗血、出汗等导致的敷料潮湿、卷曲、松脱或破损时立即更换。

（9）新生儿选用 1.9Fr PICC 导管,禁止在 PICC 导管处抽血、输血及血制品,严禁使用 10 mL 以下注射器封管、给药。

（10）禁止将导管体外部分人为移入体内。

（11）患者置入 PICC 导管侧手臂不能提重物、不做引体向上、托举哑铃等持重锻炼,并避免游泳等会浸泡到无菌区的活动。

（12）治疗间歇期每 7 天对 PICC 导管进行冲洗,更换贴膜、肝素帽等。

(五)评价标准

（1）患者和家属能够知晓护士告知的事项,对服务满意。

（2）遵循查对制度,符合无菌技术、标准预防、安全静脉输液的原则。

（3）护士操作过程规范,动作娴熟。

八、密闭式静脉输血

(一)目的

补充血容量,维持胶体渗透压,保持有效循环血量,提升血压。增加血红蛋白,纠正贫血,以促进携氧功能。补充抗体,增加机体抵抗力。纠正低蛋白血症,改善营养。输入新鲜血,补充凝血因子,有助于止血。按需输入不同成分的血液制品。

(二)操作前准备

1.告知患者和家属

操作目的、方法、注意事项、配合方法,并签署输血知情同意书。

2.评估患者

(1)病情、意识状态、合作程度、心理状态。

(2)血型,交叉配血结果、输血种类及输血量。

(3)有无输血史及不良反应。

(4)穿刺部位皮肤、血管情况。

3.操作护士

着装整洁、修剪指甲、洗手、戴口罩。

4.物品准备

医嘱执行单、血液配型单、抗过敏药、输血器、注射器、生理盐水100 mL、治疗车、穿刺盘、快速手消毒剂、锐器盒、消毒桶、污物桶。

5.双人核对

医嘱执行单、血型报告单、输血记录单、血袋血型、采血日期、条码编号、血液质量。

6.环境

整洁、安静。

(三)操作步骤

(1)携用物至患者床旁,核对腕带、床头卡及血型。

(2)协助患者取舒适、安全卧位。

(3)选择正确的穿刺部位,按照静脉输液法开放静脉通路,输注少量生理盐水。

(4)两人再次核对输血信息,确实无误方可实施输血,遵医嘱给予抗过敏药物。

(5)轻摇血液使其均匀,静脉输入。

(6)调节输血速度,15～20滴/分,缓慢滴入10分钟后,患者无反应,再根据病情调节输注速度,一般成人40～60滴/分。

(7)再次核对。

(8)输血完毕,再次输注少量生理盐水,使管路中的血液全部输注体内。

(9)如不需继续治疗,关水止,拔针,局部按压。

(10)整理用物及床单位,按医疗垃圾分类处理用物。

(11)擦拭治疗车。

(12)洗手、记录、确认医嘱。

(四)注意事项

(1)血制品不得加热,禁止随意加入其他药物,不得自行贮存,尽快应用。

(2)输注开始后的 15 分钟以及输血过程应定期对患者进行监测。

(3)1 个单位的全血或成分血应在 4 小时内输完。

(4)全血、成分血和其他血液制品应从血库取出后 30 分钟内输注。

(5)连续输入不同供血者血液制品时,中间输入生理盐水。

(6)出现输血反应立即减慢或停止输血,更换输液器,用生理盐水维持静脉通路,通知医师,做好抢救准备,保留余血,并记录。

(7)空血袋低温保存 24 小时,之后按医疗废物处理。

(8)输血前应测量体温,体温 38 ℃应报告医师。

(五)评价标准

(1)患者和家属能够知晓护士告知的事项,对服务满意。

(2)遵循输血规范,符合消毒隔离、无菌操作原则。

(3)护士操作过程规范、准确。

九、雾化吸入

(一)目的

为患者提供剂量准确、安全、雾量适宜的雾化吸入,促进痰液有效排出。

(二)操作前准备

(1)告知患者和家属:操作目的、方法、注意事项、配合方法。

(2)评估患者:①病情、意识状态、心理反应、自理能力、合作程度;②咳痰能力及痰液黏稠度;③呼吸道、面部及口腔情况;④用药史及药物过敏史。

(3)操作护士:着装整洁、修剪指甲、洗手、戴口罩。

(4)物品准备:治疗车、一次性雾化器(或超声雾化器、空气压缩机)、雾化药液、注射器、氧气装置、快速手消毒剂、消毒桶、污物桶。

(5)评估用物,查对用药。

(6)环境:安静、整洁。

(三)操作过程

(1)携用物至患者床旁,核对腕带及床头卡。

(2)协助患者取舒适体位。

(3)正确安装流量表及一次性雾化器。

(4)注入雾化药液。

(5)调节雾量的大小(一般氧流量每分钟6～8 L)。

(6)戴上面罩或口含嘴,指导患者吸入。

(7)雾化完毕后(一般时间15～20分钟)取下面罩,关闭氧气装置。

(8)协助患者清洁面部,指导或协助患者排痰。

(9)整理床单位,协助患者取舒适、安全卧位。

(10)整理用物,按医疗垃圾分类处理用物。

(11)擦拭治疗车。

(12)洗手、记录、确认医嘱。

(四)注意事项

(1)出现不良反应(如呼吸困难、发绀等)应暂停雾化吸入,给予氧气吸入,并及时通知医师。

(2)使用激素类药物雾化后及时清洁口腔及面部。

(3)更换药液前要清洗雾化罐,以免药液混淆。

(五)评价标准

(1)患者和家属能够知晓护士告知的事项,对服务满意。

(2)护士操作过程规范、准确、安全。

(3)遵循查对制度,符合标准预防、安全给药的原则。

(4)注意观察患者病情变化及雾化效果。

十、喷雾给药

(一)目的

使药物直达咽喉部及鼻腔黏膜吸收而产生疗效,用于治疗局部疾病;内镜检查前进行表面麻醉。

(二)操作前准备

1.告知患者

喷药目的、方法、注意事项、配合方法。

2.评估患者

(1)病情、意识状态、自理能力、心理状况、吞咽能力、合作程度。

(2)用药史、过敏史、不良反应史。

(3)鼻腔黏膜各鼻道及咽喉部情况。

3.操作护士

着装整洁、洗手、戴口罩。

4.物品准备

喷雾器、鼻镜、所用药液、压舌板,一次性手套。

5.环境

整洁、安静、光线适宜。

(三)操作过程

(1)核对患者腕带、药物。

(2)协助患者取舒适恰当的体位。

(3)鼻腔给药:①清理鼻腔,左手持鼻镜撑开一侧鼻腔使鼻道充分暴露,每侧鼻孔喷1~2下;②喷药后注意观察患者的反应,做内镜检查时应反复喷2~3次。

(4)咽喉部给药:①左手持压舌板压住患者舌根处,指导患者说"依",每次喷2下;②喷药后注意观察患者的反应,做内镜检查时应反复喷2~3次。

(5)整理用物,按医疗垃圾分类处理用物。喷头浸泡消毒。

(6)协助患者取舒适卧位。

(7)洗手,记录、确认医嘱。

(四)注意事项

(1)严格执行查对制度。

(2)遵医嘱及药品使用说明书用药。

(3)喷药后可能有少许药物流入口腔,嘱患者吐出即可。

(4)咽喉部给药后嘱患者1~2小时内禁食、禁水,避免呛咳。

(5)观察喷药后不良反应。

(五)评价标准

(1)患者能够知晓护士告知的事项,对服务满意。

(2)遵循查对制度,符合标准预防、安全给药原则。

(3)护士操作过程规范、准确。

十一、直肠给药

(一)目的

直肠插入甘油栓,软化粪便,以利排出。栓剂中有效成分被直肠黏膜吸收,而达到全身治疗作用,如解热镇痛栓剂。

(二)操作前准备

1.告知患者

操作目的、方法、注意事项、配合方法。

2.评估患者

(1)病情、意识状态、自理能力、合作程度。

(2)肛周情况。

3.操作护士

着装整洁、仪表端庄、洗手、戴口罩。

4.物品准备

直肠栓剂、手套或指套、卫生纸。

5.环境

温度适宜、光线充足、私密。

(三)操作过程

(1)携用物至患者床旁,核对腕带及床头卡。

(2)协助患者取左侧卧位,膝部弯曲,暴露肛门。

(3)戴上指套或手套,嘱患者放松,深呼吸,将栓剂沿直肠壁朝脐部方向送入6～7 cm。

(4)观察用药后反应。

(5)整理床单位,协助患者取舒适卧位。嘱患者用药后至少平卧15分钟。

(6)整理用物,按医疗垃圾分类处理用物。

(7)洗手、记录、医嘱确认。

(四)注意事项

(1)直肠活动性出血或腹泻患者不宜直肠给药。

(2)确保药物放置在肛门括约肌以上。

(3)自行使用栓剂的患者,护士应给予指导。

(4)婴幼儿直肠给药,可轻抬臀部5～10分钟。

(五)评价标准

(1)患者能够知晓护士告知的事项,对服务满意。

(2)操作过程规范、安全,动作娴熟。

十二、阴道给药

(一)目的

治疗阴道炎、宫颈炎及手术后阴道残端的炎症。

(二)操作前准备

1.告知患者

用药目的、方法、注意事项、配合方法。

2.评估患者

阴道及宫颈上药的认知水平、自理能力、合作程度、婚姻情况、心理反应。

3.操作护士

着装整洁、仪表端庄、洗手、戴口罩。

4.物品准备

治疗车、阴道灌洗用物、无菌卵圆钳、消毒长棉签、带线大棉球、一次性多用巾等,遵医嘱准备治疗用药。

5.环境

温度适宜、光线充足、私密。

(三)操作步骤

(1)核对患者腕带,协助其在妇科检查床上。

(2)协助患者取膀胱截石位。

(3)铺一次性多用巾,常规阴道灌洗。

(4)窥阴器暴露宫颈,拭去宫颈黏液或炎性分泌物。

(5)上药:根据药物的不同剂型,分别采用下述方法。①涂擦法:长棉签蘸取药液,均匀涂布于子宫颈或阴道病变处。②喷撒法:药粉可用喷粉器喷撒;或撒于带线大棉球,暴露宫颈后将棉球塞于子宫颈部,退出窥阴器,线尾留在阴道口外,12～24小时后取出。③纳入法:戴无菌手套,将栓剂、片剂、丸剂等直接放入后穹隆或紧贴宫颈;窥阴器暴露宫颈后,用长镊子或卵圆钳夹药物后放入;或用带线大棉球将药物顶于子宫颈部,线尾留在阴道口外,12～24小时后取出。

(6)撤去一次性多用巾,协助患者穿好裤子,整理检查床。

(7)整理用物,按医疗垃圾分类处理用物。

(8)洗手、记录、确认医嘱。

(四)注意事项

(1)如为腐蚀性药物,应注意保护正常组织。

(2)棉球尾线露于外阴的长度不超过 2 cm,防止患者误将棉球牵出。

(3)阴道上药后,嘱患者平卧位,减少下地活动。

(五)评价标准

(1)患者能够知晓护士告知的事项,对服务满意。

(2)护士操作过程规范、安全,动作娴熟。

第六节　导尿技术

一、女患者导尿法

(一)目的

为昏迷、尿潴留、尿失禁或会阴部有损伤者,留置尿管以保持局部干燥清洁,协助临床诊断、治疗、手术。

(二)操作前准备

(1)告知患者和家属:操作目的、方法、注意事项、配合方法及可能出现的并发症。

(2)签知情同意书。

(3)评估患者:①病情、意识状态、自理能力、合作程度及耐受力;②膀胱充盈度;③会阴部清洁程度及皮肤黏膜状况。

(4)操作护士:着装整洁、修剪指甲、洗手、戴口罩。

(5)物品准备:治疗车、一次性导尿包、一次性多用巾、快速手消毒剂、隔离衣、污物桶、消毒桶;必要时备会阴冲洗包、冲洗液、便盆。

(6)环境:整洁、安静、温度适宜、私密。

(三)操作过程

(1)穿隔离衣,携用物至患者床边,核对患者腕带及床头卡。

(2)关闭门窗。

(3)协助患者摆好体位,脱去对侧裤腿盖在近侧腿部,取仰卧屈膝位。

(4)两腿外展,暴露会阴部。

(5)多用巾铺于患者臀下,打开导尿包外包装,初步消毒物品置于两腿之间。

43

(6)一手戴手套,将碘伏棉球放入消毒弯盘内,另一手持镊子依次消毒阴阜、双侧大阴唇、双侧小阴唇外侧、内侧和尿道口(每个棉球限用 1 次),顺序为由外向内、自上而下。

(7)脱手套,处理用物,快速手消毒剂洗手。

(8)将导尿包置于患者双腿之间,打开形成无菌区。

(9)戴无菌手套,铺孔巾。

(10)检查气囊,将导尿管与引流袋连接备用。将碘伏棉球放于无菌盘内,用液状石蜡纱布润滑尿管前端至气囊后 4～6 cm。

(11)用纱布分开并固定小阴唇,再次按照无菌原则消毒尿道口、左小阴唇内侧、右小阴唇内侧,最后 1 个棉球在尿道口停留 10 秒。

(12)更换镊子,夹住导尿管插入尿道内 4～6 cm,见尿后再插入 5～7 cm,夹闭尿管开口。

(13)按照导尿管标明的气囊容积向气囊内缓慢注入无菌生理盐水,轻拉尿管有阻力后,连接引流袋。

(14)摘手套妥善固定引流管及尿袋,位置低于膀胱,尿管标识处注明置管日期。

(15)整理床单位,协助患者取舒适卧位。

(16)整理用物,按医疗垃圾分类处理用物。

(17)脱隔离衣,擦拭治疗车。

(18)洗手、记录置管日期,尿液的量、性质、颜色等,确认医嘱。

(四)注意事项

(1)严格执行查对制度和无菌操作技术原则。

(2)保护患者隐私。

(3)对膀胱高度膨胀且极度虚弱的患者,第一次放尿不得超过 1000 mL,以免膀胱骤然减压引起血尿和血压下降导致虚脱。

(4)为女患者插尿管时,如导尿管误入阴道,应另换无菌导尿管重新插管。

(5)插入尿管动作要轻柔,以免损伤尿道黏膜。

(6)维持密闭的尿路排泄系统在患者的膀胱水平以下,避免挤压尿袋。

(五)评价标准

(1)患者和家属知晓护士告知的事项,对操作满意。

(2)遵循查对制度,符合无菌技术、标准预防原则。

(3)护士操作规范、安全,动作娴熟。

(4)尿管与尿袋连接紧密,引流通畅,固定稳妥。

二、男患者导尿法

(一)目的

同女性患者。

(二)操作前准备

评估男性患者有无前列腺疾病等引起尿路梗阻的情况。余同女性患者。

(三)操作过程

(1)穿隔离衣,携用物至患者床边,核对患者腕带及床头卡。

(2)关闭门窗。

(3)协助患者摆好体位,脱去对侧裤腿盖在近侧腿部,取仰卧屈膝位。

(4)两腿外展,暴露会阴部。

(5)多用巾铺于患者臀下,打开导尿包外包装,初步消毒物品置于两腿之间。

(6)一手戴手套,将碘伏棉球放入消毒弯盘内,另一手持镊子依次消毒阴阜、阴茎、阴囊。用纱布裹住患者阴茎,使阴茎与腹壁呈 60°,将包皮向后推,暴露尿道口,用碘伏棉球由内向外螺旋式消毒尿道口、龟头及冠状沟 3 次,每个棉球限用 1 次。

(7)脱手套,处理用物,快速手消毒剂洗手。

(8)将导尿包置于患者双腿之间,打开形成无菌区。

(9)戴无菌手套,铺孔巾。

(10)检查气囊,将导尿管与引流袋连接备用。将碘伏棉球放于无菌盘内,用液状石蜡纱布润滑尿管前端至气囊后 20～22 cm。

(11)一手持纱布包裹阴茎后稍提起和腹壁呈 60°,将包皮后推,暴露尿道口。以螺旋方式消毒尿道口、龟头、冠状沟 3 次,每个棉球限用 1 次,最后一个棉球在尿道口停留 10 秒。

(12)提起阴茎与腹壁呈 60°,更换镊子持导尿管,对准尿道口轻轻插入 20～22 cm,见尿后再插入 5～7 cm。

(13)按照导尿管标明的气囊容积向气囊内缓慢注入无菌生理盐水,轻拉尿管有阻力后,撤孔巾。

(14)摘手套妥善固定引流管及尿袋,尿袋的位置低于膀胱,尿管应有标识并注明置管日期。

(15)整理床单位,协助患者取舒适卧位。

(16)整理用物、按医疗垃圾分类处理用物。

(17)脱隔离衣,擦拭治疗车。

(18)洗手、记录置管日期,尿液的量、性质、颜色等,确认医嘱。

(四)注意事项

(1)严格执行查对制度和无菌操作技术原则。

(2)保护患者隐私。

(3)对膀胱高度膨胀且极度虚弱的患者,第一次放尿不得超过 1000 mL,以免膀胱骤然减压引起血尿和血压下降导致虚脱。

(4)插入尿管动作要轻柔,以免损伤尿道黏膜。

(5)男性患者包皮和冠状沟易藏污垢,导尿前要彻底清洁,导尿管插入前建议使用润滑止痛胶,插管遇阻力时切忌强行插入,必要时请专科医师插管。

(五)评价标准

(1)患者和家属知晓护士告知的事项,对操作满意。

(2)遵循查对制度,符合无菌技术、标准预防原则。

(3)护士操作规范、安全,动作娴熟。

(4)尿管与尿袋连接紧密,引流通畅,固定稳妥。

第七节　灌肠技术

一、保留灌肠

(一)目的

(1)镇静、催眠。

(2)治疗肠道感染。

(二)操作前准备

1.告知患者

操作目的、方法、注意事项、配合方法。

2.评估患者

(1)病情、意识状态、自理情况、合作及耐受程度。

(2)排便情况、肛周皮肤、黏膜情况。

3.操作护士

着装整洁、修剪指甲、洗手,戴口罩、手套。

4.物品准备

治疗车、灌肠药液(不超过 200 mL)、注洗器(灌洗器)、量杯、手套、卫生纸、多用巾、隔离衣、快速手消毒剂、污物桶、消毒桶,必要时备便盆。

5.环境

安静、整洁、私密。

(三)操作过程

(1)穿隔离衣,携用物至患者床旁,核对腕带及床头卡。

(2)协助患者取合适卧位,暴露臀部。

(3)戴手套,将多用巾置于臀下,臀部垫高约 10 cm。

(4)润滑肛管,连接灌洗器,排气。

(5)暴露肛门,插入肛管 15～20 cm(液面至肛门的高度＜30 cm),缓慢注入药液。

(6)药液注入完毕,反折肛管并拔出,擦净肛门。

(7)整理床单位,协助患者取适宜卧位,药液保留 20～30 分钟。

(8)整理用物,按医疗垃圾分类处理用物。

(9)摘手套、脱隔离衣,擦拭治疗车。

(10)洗手、记录、医嘱确认。

(四)注意事项

同不保留灌肠。

(五)评价标准

(1)患者能够知晓护士告知的事项,对服务满意。

(2)遵循查对制度、消毒隔离原则。

(3)护士操作过程规范、安全,动作娴熟。

二、不保留灌肠

(一)目的

(1)解除便秘及肠胀气。

(2)清洁肠道。为肠道手术、检查或分娩做准备。

(3)稀释并清除肠道内的有害物质,减轻中毒。

(4)灌入低温液体,为高热患者降温。

(二)操作前准备

1.告知患者/家属

操作目的、方法、注意事项、配合方法。

2.评估患者

(1)病情、意识状态、心理反应、耐受程度、自理能力、合作程度。

(2)患者肛周皮肤黏膜及排便习惯。

3.操作护士

着装整洁、修剪指甲、洗手、戴口罩。

4.物品准备

治疗车、治疗盘内备:灌肠包(灌肠筒 1 个,弯盘 1 个,纱布 2 块,液状石蜡,止血钳 1 把,镊子 1 把)、一次性肛管、灌肠溶液(39～41 ℃)、量杯、水温计、一次性多用巾、手套、隔离衣、卫生纸、快速手消毒剂、消毒桶、污物桶。必要时备便盆。

5.环境

安静、整洁、私密。

(三)操作过程

(1)穿隔离衣,携用物致患者床旁,核对腕带及床头卡。

(2)戴手套,协助患者取左侧卧位,臀部垫一次性多用巾,屈膝,卫生纸放于患者易取之处。

(3)灌肠筒挂于输液架上,液面比肛门高 40～60 cm。

(4)将肛管与灌肠筒的排液管连接,润滑肛管,排出管道气体,将肛管缓缓插入肛门 7～10 cm。

(5)固定肛管,松开止血钳,观察液体流入及患者耐受情况;根据患者耐受程度,适当调整灌肠筒高度。

(6)灌毕,夹闭排液管,拔出肛管,擦净肛门。

(7)嘱患者尽量保留 5～10 分钟后排便。

(8)观察排出大便的量、颜色、性质,如果是结、直肠手术,排出大便要澄清无渣。

（9）视患者排便情况决定灌肠次数和灌肠液量。

（10）整理床单位，协助患者取舒适卧位。

（11）整理用物，按医疗垃圾分类处理用物。

（12）摘手套、脱隔离衣、擦拭治疗车。

（13）洗手、记录、确认医嘱。

（四）注意事项

（1）妊娠、急腹症、消化道出血、严重心脏病等患者不宜灌肠；直肠、结肠和肛门等手术后及大便失禁的患者不宜灌肠。

（2）伤寒患者灌肠时溶液不超过 500 mL，液面不高于肛门 30 cm，肝性脑病患者禁用肥皂水灌肠，充血性心力衰竭和水钠潴留患者禁用生理盐水灌肠。

（3）灌肠过程中发现患者脉搏细速、面色苍白、出冷汗、剧烈腹痛、心慌等，应立即停止灌肠，并报告医师。患者如有腹胀或便意时，应嘱患者做深呼吸，以减轻不适。

（4）保留灌肠时，肛管宜细，插入宜深，速度宜慢，量宜少，防止气体进入肠道。

（5）保护患者隐私，尽量少暴露，注意保暖。

（五）评价标准

（1）患者和家属能够知晓护士告知的事项，并能配合。对服务满意。

（2）护士操作过程规范、准确。

（3）遵循查对制度，符合标准预防及安全原则。

（4）注意观察患者灌肠后情况及不适症状。

三、结肠透析灌洗

（一）目的

清除肠道内的污物及毒素，调节机体内环境。

（二）操作前准备

1.告知患者

操作目的、方法、注意事项、配合方法。

2.评估患者

（1）病情、意识、生命体征、心理反应、合作程度。

（2）肛周情况及有无相对禁忌证。

3.操作护士

着装整洁、修剪指甲、洗手、戴口罩。

4.物品准备

治疗车、结肠透析机、透析液、温水（39～41 ℃）、弯盘、肛管、液状石蜡、纱布、手套、隔离衣、一次性多用巾、卫生纸、快速手消毒剂。

5.环境

整洁、安静、私密。

(三)操作步骤

(1)穿隔离衣,携用物至患者床旁,核对腕带及床头卡。

(2)连接结肠透析机电源,启动电脑,进入结肠透析界面。

(3)患者取左侧卧位,暴露臀部。

(4)液状石蜡润滑肛管,插入肛门 7～10 cm。

(5)点击进入肠道清洗,反复多次,直至排出清亮液体。

(6)再点击进入结肠透析,反复多次,总量约 5000 mL。

(7)透析完毕,拔出肛管,协助患者排便。

(8)更换一次性细肛管,润滑肛管,插入肛门 15～20 cm,进行中药保留灌肠。

(9)整理床单位,协助患者取适宜体位。

(10)整理用物,按医疗垃圾分类处理用物。

(11)脱隔离衣,擦拭治疗车,消毒结肠透析机。

(12)洗手、记录、确认医嘱。

(四)注意事项

(1)肛管拔出后嘱患者屈膝仰卧位、将臀部垫高 15 cm,保持 1 小时后左侧卧位或右侧卧位(根据病变部位),保留 2 小时左右。

(2)注意观察患者病情变化,如出现腹痛、腹胀,头晕、头痛,心慌气短,出汗,血压下降等异常情况时,及时报告医师处理。

(五)评价标准

(1)患者和家属能够知晓护士告知的事项,对服务满意。

(2)遵循消毒隔离制度原则。

(3)护士操作过程规范、安全,动作轻柔。

第二章 呼吸内科常见病的护理

第一节 肺 炎

一、病因

肺炎是指终末气道、肺泡和肺间质的炎症,可由病原微生物感染、理化因素、免疫损伤、过敏及药物所致。其中感染为最常见病因,如细菌、病毒、真菌、寄生虫等。

二、临床表现

(一)肺炎链球菌肺炎

1.症状

多数患者有上呼吸道感染的前驱症状,发病前常有受凉、淋雨、疲劳、醉酒、病毒感染史。起病多急骤,高热、寒战,伴头痛、全身肌肉酸痛。呈稽留热,患侧常伴有胸部疼痛,放射到肩部或腹部,咳嗽或深呼吸时加重。

2.体征

急性病容,鼻翼翕动,面颊绯红,口角及鼻周有单纯疱疹,皮肤灼热干燥,病变广泛时可出现发绀。

(二)葡萄球菌肺炎

1.症状

起病急,寒战、高热,体温多在 39～40 ℃,呈稽留热型,伴有大汗淋漓。起病初期咳嗽较轻微,随后出现黏稠的黄脓痰或脓血痰。常伴胸痛、呼吸困难、发绀、精神萎靡、脉搏速弱、体质衰弱,常并发循环衰竭。

2.体征

病程早期可无胸部体征,随着病变进展可闻及散在湿啰音。

(三)肺炎支原体肺炎

1.症状

起病缓慢。主要症状为发热、咳嗽、乏力、头痛、咽痛、腹泻等。本病最突出症状为干咳,呈阵发性剧咳,有时可见黏液性或黏液脓性痰,偶有痰中带血。

2.体征

可见咽部充血。

(四)肺炎衣原体肺炎

肺炎衣原体肺炎是由肺炎衣原体引起的急性肺部炎症,常累及上下呼吸道,可引起咽炎、喉炎、扁桃体炎、鼻窦炎、支气管炎和肺炎。经常在聚居场所的人群中流行。

(五)病毒性肺炎

1.症状

起病较急,多有发热、头痛、全身酸痛、倦怠等症状。常在急性流感症状尚未消退时,即出现咳嗽、少痰或白色黏液痰、咽痛等呼吸道症状。重症患者可出现呼吸困难、发绀、嗜睡、精神萎靡,甚至发生休克、心力衰竭、呼吸衰竭和急性呼吸窘迫综合征等并发症。

2.体征

常无显著体征,病情严重者有呼吸浅速、心率增快、发绀、肺部干湿啰音。

(六)肺真菌病

肺真菌病是真菌被吸入到肺部引起的肺真菌病,主要指肺和支气管的真菌性炎症或相关病变。临床上常表现为持续发热、咳嗽、咳痰(黏液痰或呈乳白色、棕黄色痰,也可有血痰)、胸痛、消瘦和乏力等症状。

三、辅助检查

(一)实验室检查

(1)血常规检查:提示感染的类型。

(2)痰培养:提示有无致病菌。

(3)动脉血气分析:提示是否缺氧。

(二)影像学检查

胸部 X 线检查,可为肺炎发生的部位、严重程度和病原学提供重要依据。

四、处理原则和治疗要点

给予抗感染、对症和支持治疗,预防并发症。

(1)抗感染治疗是肺炎治疗的最主要环节。

(2)根据患者的具体病情给予降温、祛痰、平喘、调节机体营养状态及机体免疫力等治疗。

(3)密切观察病情,合理用药,一旦出现感染性休克应立即给予相应治疗。

五、护理评估

(一)病史

评估患者有无发热、咳嗽、咳痰情况,有无胸痛、头痛、乏力等伴随症状;询问本病的有关病因;有无慢性病史;有无手术史;是否使用过抗生素、激素和免疫抑制剂等。

(二)身体状况

评估患者的生命体征、营养状态、面容及意识状态,睡眠、饮食、排便情况,以及有无颜面潮红、口唇发绀和淋巴结肿大等。

(三)心理-社会状况

评估患者对疾病知识是否了解;评估患者有无焦虑、紧张、恐惧等心理状况;家庭经济状况、家庭成员对患者的关怀及支持程度。

六、护理措施

(1)呼吸困难者可采取端坐位,胸痛者可采取患侧卧位。

(2)鼓励患者经常漱口,保持口腔清洁,口唇疱疹者局部涂抗病毒软膏;患者高热退热后、呼吸困难时常有出汗,应及时用毛巾擦干,更换潮湿衣物,避免受凉。

(3)给予高热量、高蛋白和高维生素的流质或半流质饮食,鼓励患者多饮水,建议患者每天饮水量为 1～2 L,避免进食辛辣、刺激性食物。

(4)降温时应逐渐降温,避免出现虚脱。应采用温水擦浴、冰袋、冰帽等物理降温,必要时遵医嘱给予药物降温以及静脉补液。

(5)胸痛护理给予心理护理,指导患者采取患侧卧位,在深呼吸或咳嗽时轻轻按压胸廓,以减少胸廓活动度。

(6)指导患者进行深呼吸及有效咳嗽,给予雾化吸入、胸部叩击及应用祛痰药等方法协助排痰,并观察痰液的量、色、质、味,并及时送检。

(7)并发症护理。①病情观察:有无心率加快、脉搏细速、血压下降、体温不升或高热、呼吸困难等,必要时行心电监测;有无精神萎靡、表情淡漠、烦躁不安、神志模糊等;有无口唇、指甲末梢发绀,肢端湿冷等;有无尿量减少;血气分析指标有无改变。②感染性休克抢救的配合:发现患者出现异常情况时,立即通知医师,备齐抢救药品及物品,配合抢救。

七、健康指导

(1)高热患者应卧床休息,病室应保持安静、整洁、温湿度适宜,注意消毒隔离,预防交叉感染。

(2)指导患者进行有效咳嗽、咳痰,必要时给予叩背,使痰液顺利排出。

(3)帮助患者采取舒适体位,以减轻呼吸困难,酌情吸氧。

(4)疾病缓解期加强身体锻炼,提高机体抵抗力。

(5)加强营养,给予足量的维生素及蛋白质,多饮水及少量多次进软食。

(6)经常漱口,保持口腔清洁,增进食欲。

(7)吸烟与酗酒可使机体防御功能受损,容易发生肺炎,故应戒烟戒酒。

(8)根据季节变化适当增减衣物,注意保暖。出汗较多者,应及时更换潮湿衣物和被褥,保持皮肤清洁干燥,避免着凉。

第二节　支气管扩张

支气管扩张症是由急、慢性呼吸道感染和支气管阻塞后,反复发生支气管炎症,致使支气管壁结构破坏,引起的支气管异常和持久性扩张。

一、病因

(一)支气管-肺组织感染

最常见原因是婴幼儿期支气管-肺组织感染。

(二)支气管阻塞

肿瘤、异物和感染等。

(三)支气管先天性发育障碍和遗传因素

支气管发育先天障碍等。

(四)全身性疾病

如类风湿关节炎、克罗恩病、溃疡性结肠炎、系统性红斑狼疮和人免疫缺陷病毒感染等疾病可同时伴有支气管扩张。

二、临床表现

(一)症状

1.咳嗽、咳痰

持续或反复的咳嗽、咳痰、咳脓痰,痰量(轻度,每天少于 10 mL;中度,每天 10~150 mL;重度,每天多于 150 mL)。感染时痰液静置后出现分层的特征,厌氧菌感染时痰有臭味。

2.反复咯血

50%~70%的患者有不同程度的咯血,可分为痰中带血或大量咯血。

3.反复肺部感染

迁延不愈的肺炎反复发生在同一肺段。

4.慢性感染中毒症状

如反复感染,可出现发热、乏力、食欲减退、消瘦、贫血等,儿童可影响发育。

(二)体征

早期可无异常体征。分泌物多时,肺部可闻及干啰音和湿啰音。部分慢性患者伴有杵状指(趾)。

三、辅助检查

(一)实验室检查

(1)血常规检查:白细胞计数和分类一般在正常范围,急性感染时白细胞及中性粒细胞计数增高。

(2)痰液检查:可指导抗生素治疗。

(二)影像学及其他检查

(1)胸部 X 线检查:典型的 X 线检查表现为轨道征,囊状扩张的特征性改变为卷发状阴影,感染时阴影内出现液平面。

(2)肺 CT 检查:特征性表现为管壁增厚的柱状扩张或成串成簇的囊状

扩张。

(3)高分辨率 CT(HRCT)诊断的敏感性和特异性均可达到 90% 以上,现已成为支气管扩张的主要诊断方法。

(4)肺功能测定:可以证实由弥漫性支气管扩张或相关的阻塞性肺疾病导致的气流受限。

(5)纤维支气管镜检查:有助于发现患者的出血、扩张和阻塞部位。

四、处理原则和治疗要点

保持呼吸道引流通畅,控制感染,处理咯血,必要时进行手术治疗。

(一)控制感染

根据临床表现和痰培养结果选用有效的抗菌药物。

(二)清除气道分泌物

应用祛痰药物的同时,还可通过叩背、体位引流和雾化吸入等方法排出痰液。

(三)改善气流受限

应用支气管舒张剂可改善气流受限,提高患者治疗效果。

(四)外科治疗

对于反复呼吸道急性感染或大咯血者,或病变局限在一叶或一侧肺组织,经充分的内科治疗仍反复发作,全身状况良好者,可考虑手术切除病变肺段或肺叶。对手术不能耐受者,经行支气管动脉造影确定血管病变后,可行支气管动脉栓塞治疗。

五、护理评估

(一)病史

询问患者有无基础疾病,如支气管肺炎、肿瘤、先天发育不全等;有无受凉、气候变化等诱因;有无糖尿病、高血压等其他相关疾病。评估咳嗽发生的性质及持续时间、咳嗽与体位的关系。评估痰液的色、质、量、气味和有无肉眼可见的异物,痰液能否顺利排出,有无发热、胸痛、呼吸困难等表现。评估咯血量、血色、性状和持续时间,有无窒息、肺不张、继发感染、失血性休克等并发症的表现。

(二)身体状况

评估患者的生命体征、营养状态、睡眠、活动及活动耐力有无改变;排泄情况是否正常,有无烟酒嗜好及摄入量。观察是否有口唇、甲床发绀伴鼻翼翕动等缺氧的表现。

(三)心理-社会状况

评估患者对疾病知识是否了解。患者的文化程度,有无焦虑、紧张、恐惧等心理状况。评估家庭经济状况、家庭成员对患者的关怀及支持程度。

六、护理措施

(1)急性感染或病情严重者应卧床休息。

(2)给予高热量、高蛋白质、高维生素、易消化的食物,应少食多餐。指导患者在咳痰后及进食前后用清水漱口,保持口腔清洁。鼓励患者多饮水,每天1500 mL 以上,使痰液稀释,易于咳出。

(3)按医嘱使用药物,指导患者掌握药物作用及不良反应。

(4)体位引流及护理:体位引流主要是将病变部位的位置抬高,引流支气管开口向下,借助重力的作用使分泌物流入支气管和气管,随后排出。

(5)并发症护理:①小量咯血者以安静卧床休息为主,大量咯血者应绝对卧床休息,尽量避免搬动患者。取患侧卧位,可减少患侧胸部的活动度。②小量咯血者应进少量温、凉流质食物,忌食过冷、过热及刺激性食物;多喝温水,多食含纤维素高的食物,保持大便通畅,避免排便时腹压增加而引起再度咯血;大量咯血者应禁食。③当患者发生咯血时,护士应在患者床旁及时安慰患者,消除患者紧张情绪。及时清除口腔内的血块及分泌物,保持清洁,防止口腔炎症发生。④用药护理:垂体后叶素可收缩小动脉,减少肺血流量,从而减轻咯血,但也能引起子宫、肠道平滑肌和冠状动脉收缩,故冠心病、高血压患者及孕妇忌用;静脉输液时速度不宜过快,以免引起恶心、便意、心悸、面色苍白等不良反应。⑤患者咯血时,护士应协助其取侧卧位,头偏向一侧,将气管内痰液和积血轻轻咳出。轻拍健侧背部,指导患者不要屏气,以免诱发喉头痉挛,导致窒息。痰液黏稠、无力咳出者,可经鼻腔吸痰,重症患者在吸痰前后应适当提高吸氧浓度,以防吸痰引起低氧血症。⑥病情观察:密切观察患者咯血的色、质、量及出血的速度,生命体征及意识状态的变化;有无胸闷、气促、呼吸困难、发绀、面色苍白、出冷汗和烦躁不安等窒息征象。⑦有无阻塞性肺不张、肺部感染及休克等并发症的表现。⑧窒息的抢救:对于大咯血及意识不清的患者,应在床旁备好抢救器械,一旦出现危险,及时抢救。

七、健康指导

(1)急性发作期应绝对卧床休息,避免剧烈活动。

(2)指导患者及家属学习和掌握有效咳嗽、胸部叩击、雾化吸入及体位引流的排痰方法。

(3)加强营养,增强机体抗病能力。

(4)注意保暖,避免受凉,预防感冒。减少刺激性气体吸入,吸烟者戒烟。

(5)注意口腔卫生,餐后及时漱口,防止发生呼吸道感染。

(6)生活起居要有规律,注意劳逸结合,保证休息,以维护心、肺功能状态。

(7)放松训练,减轻焦虑紧张的情绪,增加战胜疾病的信心。

(8)应避免受凉,预防感冒,减少刺激性气体吸入。

(9)告知患者戒烟,避免烟雾刺激,有助于避免疾病的复发。

第三节 支气管哮喘

支气管哮喘(简称哮喘)是由多种细胞(嗜酸性粒细胞、肥大细胞和 T 细胞、中性粒细胞、气道上皮细胞等)和细胞组分参与的气道慢性炎症性疾病。

一、病因

(一)遗传因素

哮喘具有多基因遗传因素,亲属患病率高于群体患病率,亲缘关系越近、病情越重,其亲属患病率也越高。

(二)环境因素

1.吸入性变应原

如尘螨、花粉、真菌、动物毛屑、二氧化硫、氨气等各种特异和非特异性吸入物。

2.感染

如病毒、细菌、原虫、寄生虫等。

3.食物

如奶、蛋、鱼、虾、肉等。

4.药物

如抗生素及阿司匹林等。

5.其他

气候改变、运动、肥胖等。

二、临床表现

(一)症状

典型症状为发作性伴有哮鸣音的呼气性呼吸困难或发作性胸闷和咳嗽,严重者呈强迫体位或端坐呼吸。症状可在数分钟内发生,并持续数小时至数天,可经解痉平喘药物治疗后缓解或自行缓解。在夜间及凌晨时发作或加重是哮喘的重要临床特征。

(二)体征

发作时典型的体征是双肺可闻及广泛的哮鸣音,呼气音延长。但在非常严重的哮喘发作时,哮鸣音反而减弱,甚至完全消失,表现为"沉默肺",是病情危重的表现。非发作期体检可无异常发现,虽然未闻及哮鸣音,但不能排除哮喘。

三、辅助检查

(一)血常规检查

嗜酸性粒细胞计数增高提示过敏性疾病,中性粒细胞计数增高提示有感染。

(二)特异性变应原的检测

结合病史有助于对病因进行诊断,明确致病因素。

(三)痰液检查

痰培养可检出致病菌。

(四)胸部 X 线检查

哮喘发作时双肺透亮度增加,提示呈过度充气状态。若出现肺纹理增多和炎性浸润阴影,提示并发感染。

(五)胸部 CT 检查

部分患者可见支气管壁增厚、黏液阻塞。

(六)呼吸功能检查

(1)通气功能检测:用以测定通气功能障碍的类型。

(2)支气管舒张试验:用以测定气道的可逆性改变。

(3)支气管激发试验:用以测定气道反应性。

(4)最大呼气流量及其变异率测定:可反映呼吸道通气功能的变化。

(七)动脉血气分析

动脉血气分析用以检测是否缺氧和二氧化碳潴留。严重哮喘发作时可出现缺氧。由于过度通气可使 $PaCO_2$ 降低,pH 升高,表现呼吸性碱中毒。若病情进一步恶化,可同时出现缺氧和二氧化碳潴留,表现为呼吸性酸中毒。当 $PaCO_2$ 较前增高,即使在正常范围内也要警惕严重气道阻塞的发生。

四、处理原则及治疗要点

现无特效的治疗方法,但长期规范化的治疗可使哮喘症状得到改善,减少复发。

(一)确定并减少与危险因素的接触

对于部分能明确引起患者哮喘发作的变应原或其他非特异刺激因素,避免或减少与这些危险因素接触是最有效的防治哮喘的方法。

(二)药物治疗

1.缓解哮喘发作

(1)β_2 受体激动剂:常用药物有沙丁胺醇、特布他林和非诺特罗等。

(2)茶碱类:是目前治疗哮喘的有效药物之一。

(3)抗胆碱药:常用异丙托溴铵吸入或雾化吸入。

2.控制或预防哮喘发作

(1)糖皮质激素:是当前控制哮喘发作最有效的药物。常用吸入药物有倍氯米松、布地奈德、氟替卡松和莫米松等。

(2)白三烯阻滞剂:具有舒张支气管平滑肌的作用。常用药物有扎鲁司特或孟鲁司特。

(3)其他药物:色甘酸钠是非糖皮质激素类抗感染药物,对预防运动或变应原诱发的哮喘最为有效。

(三)急性发作期的治疗

尽快缓解气道阻塞,纠正低氧血症,恢复肺功能,预防反复发作,防止并发症。

1.轻度

每天定时吸入糖皮质激素。

2.中度

每天增加糖皮质激素吸入剂量,规则吸入 β_2 受体激动剂或口服长效制剂,若不能缓解,可应用 β_2 受体激动剂持续雾化吸入。必要时静脉注射氨茶碱。

3.重度至危重度

持续雾化吸入 β_2 受体激动剂,或合并抗胆碱药。静脉滴注糖皮质激素如甲泼尼龙,待病情得到控制和缓解后改为口服给药。注意维持水、电解质平衡,纠正缺氧,如病情恶化,可进行无创通气或插管机械通气。

(四)免疫疗法

采用特异性变应原(如尘螨、花粉等)作定期反复皮下注射,剂量由低至高,以产生免疫耐受性,使患者脱敏。非特异性疗法,如注射卡介苗、转移因子和疫苗等生物制品。

(五)哮喘的长期治疗

哮喘经过急性期治疗,症状可得到控制,但哮喘的慢性炎症病理生理改变仍然存在,因此根据哮喘的控制水平选择合适的治疗方案。

1.间歇发作至轻度

根据个体差异吸入 β_2 受体激动剂或口服 β_2 受体激动剂以控制症状。

2.中度

定量吸入糖皮质激素(每天 $500\sim1000\ \mu g$)。

3.重度

每天吸入糖皮质激素量 $>1000\ \mu g$。

五、护理评估

(一)病史

询问患者发作时的症状,评估是否存在与哮喘有关的病因和诱因:①有无接触变应原,是否使用地毯、化纤饰品,室内有无尘螨滋生、动物皮毛和排泄物、花粉等;②有无主动或被动吸烟,吸入污染空气等;③有无进食虾蟹、鱼、牛奶、蛋类等食物;④有无使用药物史;⑤有无受凉、气候变化、剧烈运动、妊娠等诱发因素;⑥有无易激动、紧张、烦躁不安、焦虑等精神因素;⑦有无哮喘家族史。了解既往史,了解患者对所用药物相关知识的掌握情况,是否熟悉哮喘急性发作先兆和正确处理方法。

(二)身体状况

评估患者的生命体征、精神状态、睡眠情况、意识状态及呼吸频率。观察口唇、面颊、耳郭等皮肤有无发绀;唇舌是否干燥,皮肤弹性是否降低。胸部有无过度膨胀,观察有无辅助呼吸肌参与呼吸和三凹征出现。

(三)心理-社会状况

评估患者有无烦躁、焦虑等心理反应。评估患者及家属对疾病的了解程度、家属对患者的关心程度、家庭经济状况及医疗保障系统是否完善。

六、护理措施

(一)一般护理

(1)应尽快脱离变应原,室内应安静整洁、温湿度适宜。卧位应舒适,如为端坐呼吸者提供床旁桌支撑,以减少体力消耗。室内不摆放花草,避免使用皮毛、羽绒等物品。

(2)哮喘发作时,患者常会大量出汗,应每天用温水擦浴,勤更换潮湿衣服和床单,保持皮肤的清洁、干燥。

(二)饮食护理

进食清淡、易消化、足够热量的食物,避免进食硬、冷、油煎食物。应避免食用与哮喘发作有关的食物,如奶、蛋、鱼、虾等。

(三)药物治疗与护理

1.β_2受体激动剂

应按医嘱用药,不宜长期、规律、单一、大量使用,容易出现耐药性。指导患者正确使用雾化吸入器,以保证药物的疗效。

2.糖皮质激素

吸入药物治疗,指导患者喷药后应立即用清水漱口,以减轻局部反应和胃肠道吸收。口服用药宜在饭后服用,以减少对胃肠道黏膜的刺激。气雾吸入糖皮质激素可减少其用量,但不得擅自停药。

3.茶碱类

静脉注射时浓度不宜过高,速度宜慢不宜快。

4.其他药物

抗胆碱药吸入后,少数患者可有口苦或口干感;服用酮替芬后有镇静、头晕、口干、嗜睡等不良反应,对高空作业人员、驾驶员、操纵精密仪器者应禁止应用此类药物。

(四)氧疗护理

重症哮喘患者常伴有不同程度的低氧血症,应遵医嘱给予鼻导管或面罩吸氧。注意氧气的湿化,吸氧流量为 $1\sim3$ L/min。如果哮喘严重发作,经一般药物治疗无效,或患者出现神志改变,监测动脉血气分析 $PaO_2<60$ mmHg,$PaCO_2>50$ mmHg 时,应准备进行机械通气。

(五)保持呼吸道通畅

1.补充水分

每天饮水 $2500\sim3000$ mL。病情重者应给予静脉补液,注意补液速度,及时纠正水、电解质、酸碱失衡情况。

2.促进排痰

观察患者咳嗽情况、痰液性质和量。指导患者进行有效咳嗽,协助叩背,将痰液排出。

(六)病情观察

(1)观察哮喘发作时的前驱症状,如打喷嚏、流涕等症状。

(2)哮喘发作时,观察患者意识状态,呼吸频率、节律、深度等,监测动脉血气分析和肺功能情况。

(3)夜间和凌晨是哮喘易发作的时间,应严密观察病情变化,备好各种抢救物品,配合医师进行抢救。

(七)心理护理

急性发作时医护人员应陪伴在患者身边,安慰患者,使患者避免紧张,保持情绪稳定。

七、健康指导

(一)疾病知识及出院指导

(1)树立信心,帮助患者及家人了解有关哮喘的知识,戒烟、戒酒。

(2)保持居住环境干净、无尘、无烟,窗帘、床单、枕头应及时清洗、更换。

(3)指导患者有效控制可诱发哮喘发作的各种因素,如避免摄入可引起过敏的食物。

(4)不饲养宠物,不用皮毛制成的衣服和被褥。

(5)充分休息、合理饮食、定期运动、情绪放松,避免接触冷空气,预防感冒。

(6)按医嘱用药,正确使用定量吸入器,并给予指导。

(7)指导患者随身携带止喘气雾剂,如出现哮喘发作先兆时,应立即吸入,防止严重哮喘发作。

(二)常用吸入药物的使用及健康指导

1.定量雾化吸入器

正确使用定量雾化吸入器是保证治疗成功的关键。

(1)介绍雾化吸入器具。

(2)使用方法:打开盖子,摇匀药液,深呼气至不能再呼时张口,将定量雾化吸入器喷嘴置于口中,双唇包住咬口,以慢而深的方式经口吸气,同时以手指按压喷药,至吸气末屏气10秒,然后缓慢呼气,休息3分钟后可再重复使用1次。

(3)教会患者深呼吸的方法及用深呼吸配合雾化的方法,医护人员演示后,指导患者反复练习,直至患者完全掌握。

(4)用清水漱口,去除咽部残留的药物。

2.干粉吸入器

常用的有都保装置和准纳器2种。

(1)都保装置使用方法:①旋转并拔出瓶盖,确保红色旋柄在下方。②拿直都保,红色底座在下。单手握住都保白色中间部分,另一只手转动红色底座。将红色底座向任意方向旋转到底,再反方向旋转到底,听到"咔嗒"一声,说明完成一次装药。③先呼气(勿对吸嘴呼气),将吸嘴置于齿间,双唇包住吸嘴用力且深长地吸气,然后将吸嘴从嘴部移开,继续屏气5秒后恢复正常呼吸。

(2)准纳器使用方法:①一手握住准纳器外壳,另一手拇指向外推动准纳器的滑动杆直至发出"咔嗒"声,表明准纳器已做好吸药的准备;②握住准纳器并远离吸嘴,在保证平稳呼吸的前提下,尽量呼气;③将吸嘴放入口中,深深地平稳地吸气,将药物吸入口中,屏气10秒;④拿出准纳器,缓慢恢复呼气,关闭准纳器(听到"咔嗒"声表示关闭)。

第四节　慢性阻塞性肺疾病

慢性阻塞性肺疾病(简称慢阻肺)是一组以持续气流受限为特征的肺部疾病,气流受限不完全可逆,呈进行性发展,但是可以预防和治疗。

一、病因

(一)吸烟

为重要的发病因素。

(二)职业粉尘和化学物质

如工业废气、室内空气污染、烟雾及变应原等。

(三)空气污染

如二氧化硫、二氧化氮和氯气等。

(四)感染

病毒、支原体、细菌等感染是慢性阻塞性肺疾病发生、发展的重要因素之一。

(五)其他因素

如营养不良、自主神经失调、气温变化等,都有可能促进慢性阻塞性肺疾病的发生、发展。

二、临床表现

(一)症状

起病缓慢,病程较长,反复急性发作。

1.慢性咳嗽

晨间咳嗽明显,夜间有阵咳或有咳痰,并随病程发展可终身不愈。

2.咳痰

晨起痰多,偶带血丝。急性发作期痰量较多,可有脓痰。

3.气短或呼吸困难

气短或呼吸困难情况逐渐加重是慢阻肺的标志性症状。

4.喘息和胸闷

急性加重或重度患者会出现喘息。

5.其他

晚期患者有体重下降、食欲减退等。

(二)体征

早期体征可无异常,随疾病进展出现以下体征:桶状胸,部分患者呼吸变浅,频率增快,严重者可有缩唇呼吸、语颤减弱。肺部过清音,心浊音界缩小,肺下界和肝浊音界下降。两肺呼吸音减弱,呼气延长,部分患者可有湿啰音和(或)干啰音。

三、辅助检查

(一)实验室检查

(1)血常规检查：慢阻肺合并细菌感染时，外周血白细胞计数增高，核左移。

(2)痰培养：痰可查出病原菌。

(二)影像学及其他检查

(1)胸部 X 线检查：作为确定肺部并发症及与其他肺疾病鉴别之用。

(2)胸部 CT 检查：排除具有相似症状的其他呼吸系统疾病。

(3)高分辨率 CT 检查：对有疑问病例的鉴别诊断有意义。

(4)肺功能检查：是判断持续气流受限的主要客观指标。

(5)动脉血气分析：对确定发生低氧血症、高碳酸血症、酸碱平衡失调及判断呼吸衰竭的类型有重要价值。

四、处理原则及治疗要点

给予抗感染、化痰、平喘和对症治疗。

(一)稳定期治疗

(1)戒烟、脱离污染环境。

(2)应用支气管舒张药是现有控制症状的主要措施。①β_2 受体激动剂：短效制剂如沙丁胺醇气雾剂。长效制剂如沙美特罗、福莫特罗等。②抗胆碱能药：如异丙托溴铵气雾剂。③茶碱类：茶碱缓(控)释片或氨茶碱。

(3)祛痰药可选用盐酸氨溴索、N-乙酰半胱氨酸或羧甲司坦。

(4)反复加重的慢阻肺患者可规律性吸入糖皮质激素治疗，可减少急性发作的频率，提高生活质量。

(5)长期家庭氧疗可提高慢性阻塞性肺疾病并发慢性呼吸衰竭者的生活质量和生存率。一般用鼻导管吸氧，氧流量为 1～2 L/min，吸氧时间为每天 10～15 小时。

(二)急性加重期治疗

1.支气管舒张药

有严重喘息症状者给予较大剂量雾化吸入治疗。

2.低流量吸氧

发生低氧血症者给予鼻导管吸氧。

3.控制感染

应根据患者药物敏感情况选用抗生素治疗。

4.糖皮质激素

选用口服泼尼松龙,也可静脉给予甲泼尼龙。

5.祛痰剂

溴己新或盐酸氨溴索。

五、护理评估

(一)病史

询问患者有无吸烟史和慢性咳嗽、咳痰病史,发病是否与季节变化、职业性质和工作环境有关。评估呼吸困难发生的诱因、特点、严重程度。评估痰液的颜色、性质、量、气味,有无发热、胸痛、呼吸困难等表现。

(二)身体状况

评估患者的生命体征、神志、表情、鼻翼翕动、张口呼吸或点头呼吸,口唇、甲床有无发绀。患者的营养状态、睡眠、排便及活动耐力有无改变。

(三)心理-社会状况

评估患者对疾病知识是否了解。评估患者性格特点及精神状态。患者的文化程度、家庭成员组成、家庭经济状况、医疗保障系统是否完善及家庭成员对患者的关怀及支持程度。

六、护理措施

(1)注意保暖,避免吸入冷空气。视病情适当安排活动,活动量不宜过多。

(2)多与患者沟通,消除患者紧张情绪,增强战胜疾病的信心。

(3)给予高蛋白、高热量、高维生素、易消化食物,如瘦肉、蛋、奶、鱼、蔬菜水果等。鼓励患者少量多次饮水,每天饮水量不少于 1500 mL,使痰液稀释易于咳出。少食多餐,避免加重喘憋。

(4)给予持续低流量吸氧,长期低流量吸氧不但能改善缺氧症状,还有助于降低肺循环阻力,减轻肺动脉高压和右心负荷。

(5)病情观察:①监测患者生命体征,尤其是呼吸频率、节律、幅度变化;②观察患者咳嗽、咳痰情况,痰液的色、量及性质;③观察呼吸困难程度,与活动的关系;④有无胸闷、心悸、水肿及少尿;⑤定期监测动脉血气分析和水、电解质、酸碱平衡情况;⑥密切观察患者有无头痛、烦躁、意识状态改变等肺性脑病表现。

(6)保持呼吸道通畅:①深呼吸和有效咳嗽法适用于神志清醒、状况良好、能够配合的患者,有利于痰液的排出;②吸入疗法适用于痰液黏稠和排痰困难者;③胸部叩击法适用于体弱多病、长期卧床、无力排痰者;④机械吸痰法适用于痰液黏稠无力咳出、意识不清或排痰困难者。

(7)呼吸功能锻炼:为了改善呼吸功能,护理人员应指导患者进行各种呼吸锻炼,如缩唇呼吸、腹式呼吸等,从而加强胸肌、膈肌的肌力和耐力。

七、健康指导

(1)劝导患者戒烟,让患者了解慢性阻塞性肺疾病的相关知识。

(2)应给予高热量、高蛋白、高维生素饮食。应少食多餐,避免在餐前和进餐时过多饮水,以免影响正餐,导致进食量不足。

(3)每天饮水量约 1500 mL,以利于排痰,保持呼吸道通畅。长期卧床、体弱无力患者应经常为其翻身叩背,避免分泌物阻塞呼吸道。

(4)呼吸困难伴低氧血症者应采用持续低流量吸氧,以增加氧气供给。

(5)选择在空气新鲜、安静的环境中进行力所能及的体育锻炼。在潮湿、寒冷、大风天气时,避免室外活动。

第五节　呼吸衰竭

呼吸衰竭(简称呼衰)指各种原因引起的肺通气和(或)换气功能严重障碍,以致在静息状态下不能维持足够的气体交换,导致低氧血症伴(或不伴)高碳酸血症,进而引起一系列病理生理改变和相应临床表现的综合征。

一、病因

(一)气道阻塞性病变

各种原因引起的气道阻塞和肺通气不足,或伴有通气/血流比例失调,导致缺氧和二氧化碳潴留,发生呼吸衰竭。

(二)肺组织病变

各种累及肺泡和(或)肺间质的病变,如肺炎、肺气肿和严重肺结核等。

(三)肺血管疾病

肺栓塞、肺血管炎等。

(四)胸廓与胸膜病变

胸部外伤造成的连枷胸、脊柱畸形、胸膜肥厚与粘连、气胸等,引起通气不足和吸入气体分布不均,导致呼吸衰竭。

(五)神经肌肉疾病

脑血管疾病、颅脑外伤、脊髓颈段或高位胸段损伤、重症肌无力等均可累及呼吸肌,造成呼吸肌无力或麻痹,导致呼吸衰竭。

二、临床表现

(一)呼吸困难

急性呼吸衰竭早期表现为呼吸频率增加,严重时出现呼吸困难,可有三凹征出现。慢性呼衰表现为呼吸费力伴呼气延长,严重时呼吸浅快,出现呼吸浅慢或潮式呼吸。

(二)发绀

发绀是典型的缺氧表现。

(三)精神-神经症状

急性呼吸衰竭可迅速出现精神症状,如躁狂、昏迷、抽搐等。慢性呼吸衰竭随着 $PaCO_2$ 升高,出现先兴奋后抑制症状。兴奋症状包括烦躁不安、昼夜颠倒甚至谵妄。二氧化碳潴留加重时导致肺性脑病,出现抑制症状,表现为表情淡漠、肌肉震颤、间歇抽搐、嗜睡甚至昏迷等。

(四)循环系统表现

大多数患者会有心动过速出现,严重缺氧和酸中毒时,可引起周围循环衰竭、血压下降、心肌损害、心律失常甚至心搏骤停。二氧化碳潴留者出现皮肤潮红、温暖多汗、血压升高;慢性呼衰并发肺心病时有体循环淤血等右心衰竭表现。

(五)消化系统表现

部分患者可引起应激性溃疡,继而出现上消化道出血的症状。

(六)泌尿系统表现

严重呼衰时可损害肾功能,并发肺心病时尿量减少。

三、辅助检查

(1)X 线胸片、胸部 CT 和放射性核素肺通气/灌注扫描等检查可帮助分析呼吸衰竭的原因。

(2)动脉血气分析可判断呼吸衰竭。pH 可能正常,也可能降低。

(3)肺功能检查可判断通气功能障碍的性质,也可判断是否伴有换气功能障碍,还可判断通气和换气功能障碍的严重程度。

(4)纤维支气管镜检查可以取得病理学证据及明确大气道情况。

四、处理原则及治疗要点

保持呼吸道通畅,迅速纠正缺氧,改善通气,积极治疗原发病,消除诱因,加强一般支持治疗和对其他重要脏器功能的监测与支持,预防和治疗并发症。

(一)保持呼吸道通畅

(1)昏迷患者应取仰卧位,头后仰,托起下颌并将口打开。

(2)清除气道内分泌物及异物。

(3)若以上方法不能奏效,必要时应采用气管插管术和气管切开术。若患者有支气管痉挛,需积极使用支气管扩张药。急性呼吸衰竭患者需静脉给药。

(二)氧疗

Ⅱ型呼吸衰竭者应给予低浓度持续吸氧,Ⅰ型呼吸衰竭者则可给予较高浓度吸氧。针对急性呼吸衰竭者的给氧原则:在保证 PaO_2 迅速提高到 60 mmHg 或 SpO_2 达 90% 以上的前提下,尽量降低吸氧浓度。

(三)增加通气量,改善二氧化碳潴留

1.呼吸兴奋剂

临床上用尼可刹米 0.375～0.75 g 静脉缓慢推注。

2.机械通气

呼吸衰竭时,应用机械通气可以维持必要的肺泡通气量,降低 $PaCO_2$,改善肺部气体交换功能,使呼吸肌得以休息,有利于恢复呼吸肌功能。

(四)抗感染

感染是引起慢性呼衰急性加重的最常见的诱因,因此需积极进行抗感染治疗。

(五)纠正酸碱平衡失调

急性呼吸衰竭患者应及时纠正代谢性酸中毒。慢性呼吸衰竭患者常有二氧

化碳潴留的情况,宜采用改善通气的方法纠正呼吸性酸中毒。

(六)病因治疗

治疗呼吸衰竭的根本就是针对不同病因采取合适的治疗措施。

(七)重要脏器功能的监测与支持

重症患者需转入 ICU 病房进行抢救和监测,预防和治疗肺动脉高压、肺源性心脏病、肺性脑病、肾功能不全和消化道功能障碍,尤其要注意预防多器官功能障碍综合征的发生。

五、护理评估

(一)病史

评估患者有无原发的肺部或神经肌肉病变及其治疗情况。

(二)身体状况

评估患者呼吸困难情况;有无发绀;患者的意识状态;有无脉搏增快、水肿、头痛等表现。评估患者的日常活动状态与活动耐力,患者的睡眠、饮食与二便情况,患者的营养状态等。评估患者的生命体征、意识状态、体位,口唇、指甲及全身皮肤是否有发绀,有无水肿,有无桶状胸、胸廓畸形、脊柱畸形等表现。

(三)心理-社会状况

评估患者对疾病知识是否了解;患者心理状态及情绪变化;患者的文化程度、家庭成员组成、家庭经济状况、医疗保障系统是否完善及家庭成员对患者的关怀及支持程度。

六、护理措施

(1)对呼吸困难明显者应采取半卧位或坐位,趴伏在桌上。

(2)鼓励患者进食高蛋白、高脂肪、低碳水化合物及适量维生素的流质食物,应少食多餐,必要时给予静脉高营养。

(3)药物治疗与护理:按医嘱正确使用抗生素,静脉输液时速度不宜过快。Ⅱ型呼吸衰竭患者常因咳嗽、咳痰、呼吸困难而影响睡眠,因缺氧及二氧化碳潴留引起烦躁不安,但治疗时禁用镇静催眠药物,以免引起呼吸抑制。

(4)氧疗及机械通气治疗护理。①氧疗护理:根据动脉血气分析结果和患者的临床表现,及时调整吸氧流量或浓度。②机械通气护理:当患者出现严重的通气和(或)换气功能障碍时,利用人工辅助通气装置(呼吸机)进行通气和(或)换气功能的改善。应注意氧气的湿化,以免干燥的氧气刺激呼吸道,而形成痰栓。吸氧管、面罩、气管导管等应妥善固定,定时更换,并保持其清洁与通畅。向患者及家属说明氧疗的重要性,不要擅自停氧或调节氧流量。

(5)保持呼吸道通畅。①指导并协助患者进行有效的咳嗽、咳痰。定时翻身叩背,使痰液排出。对病情严重、意识不清的患者进行机械吸引。②注意观察痰液的色、质、量、气味及实验室检查结果,正确留取痰液检查标本。

(6)心理护理:对建立人工气道和使用机械通气的患者,应经常巡视,以缓解患者紧张和焦虑情绪。

(7)病情观察:呼吸衰竭和急性呼吸窘迫综合征患者均需进行严密监护。①监护呼吸频率、节律和深度,呼吸困难的程度;②观察有无发绀、球结膜水肿,肺部有无异常呼吸音及啰音;③监测心率、心律及血压,必要时进行血流动力学监测;④观察有无肺性脑病的表现,如发现异常应立即通知医师;⑤观察并记录尿量和液体出入量;⑥监测各种化验检查结果,了解水、电解质和酸碱平衡情况。备齐抢救物品,发现病情恶化时及时配合抢救。

七、健康指导

(1)向患者及家属讲解相关知识,对文化程度不高的老年人应反复讲解。

(2)指导患者卧床休息,并保持舒适体位,如坐位或半卧位,以利于呼吸。

(3)指导患者合理安排膳食,加强营养,改善体质。

(4)避免劳累、情绪激动等不良因素的刺激。

(5)教会患者有效呼吸和咳嗽、咳痰的方法,坚持呼吸功能锻炼。

(6)告知吸氧及使用呼吸机的目的、意义及注意事项。

(7)尽量避免去人群拥挤的场所,减少冷空气刺激,避免感冒。

(8)劝告患者戒烟。

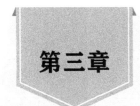

第三章　心内科常见病的护理

第一节　心律失常

心律失常是指心脏冲动的频率、节律、起源部位、传导速度或激动次序的异常。

一、发病机制

心律失常包括激动起源异常和(或)激动传导异常。

二、护理评估

(一)健康史

1.患病及诊治经过

发作时间、次数、心电图表现,所服用药物,效果如何。

2.目前情况

此次就医主要原因、症状,脉搏、血压、意识及尿量。心律失常患者常见症状:心悸、心跳漏搏感,头晕、乏力、晕厥,胸闷胸痛,脉搏短绌,血栓栓塞的症状,心脏骤停。

3.相关病史

是否有心脏疾病、其他系统疾病;是否服用洋地黄或抗心律失常药物。

(二)身体评估

1.一般状态

意识、生命体征。

2.心脏

有无扩大,心尖冲动的位置及范围、心音。

(三)辅助检查

心电图、心脏电生理、超声心动图、实验室检查等。

(四)心理-社会评估

患者是否存在焦虑、恐惧等负性情绪及严重程度,适应能力及家庭社会支持情况。

三、护理措施

(一)一般护理

1.休息与活动

保持心情舒畅避免过度劳累。尽量避免左侧卧位。避免单独外出,防止发生意外。

2.病情观察

(1)评估发作时患者主观感受和伴随症状,程度及持续时间。

(2)观察患者意识状态、心率、呼吸、血压、皮肤黏膜状况,如出现意识丧失、抽搐、大动脉搏动消失、呼吸停止等猝死症状,立即进行抢救。

(3)心电监护,持续心电监护。安放监护电极注意事项:清洁皮肤,乙醇棉球去油脂,电极放置部位应避开胸骨右缘及心前区,以免影响做心电图和紧急电复律;1～2天更换一次,松动随时更换,观察有无皮肤发红、瘙痒等过敏症状。

(4)监测电解质变化,尤其是血钾。

3.给氧

伴呼吸困难、发绀等症状时,2～4 L氧气吸入。

4.配合抢救

高危患者,应留置静脉导管,备好抗心律失常及其他抢救药品、除颤器、临时起搏器等。一旦发生猝死,立即配合抢救。

(二)用药护理

(1)严格按时按量给予抗心律失常药物,静脉滴注时速度宜慢,尽量用输液泵调节速度。

(2)注意去除致心律失常的各种危险因素,如低血钾、低血镁,必要时监测血药浓度。

(3)严密观察疗效和不良反应。使用胺碘酮时,宜选择大血管,浓度不要过高,谨防药液外渗。观察意识和生命体征,注意用药前中后心律、心率的变化。

四、健康指导

(1)给予清淡、富含维生素饮食,少食多餐,避免过饱。合并心力衰竭者限制钠盐,多进食含钾食物。

(2)向患者讲解疾病的病因、诱因及症状、防治知识。告诫患者戒烟、戒酒,避免刺激性食物、饱餐等,避免感染。心动过缓应避免排便时过度屏气。

(3)嘱患者劳逸结合、生活规律、充分休息与睡眠;保持乐观、稳定情绪。轻度无须卧床休息,康复训练时避免猝死的高危因素。

(4)遵医嘱用药,说明抗心律失常药物的重要性,不可自行减量、停药或改用其他药物。教会患者观察疗效和不良反应,发现异常及时就诊。

(5)教会患者自测脉搏。反复发生严重心律失常者,教会家属心肺复苏术以备急用。

(6)外科手术后患者加强相关指导。

(7)指导患者出院后定期随访,经常复查心电图,及早发现病情变化。

第二节 原发性高血压

原发性高血压是指以血压升高为主要临床表现的综合征。目前我国将高血压定义为收缩压≥140 mmHg 和(或)舒张压≥90 mmHg。

一、病因

(1)遗传因素。

(2)环境因素:饮食、精神应激、超重和肥胖是重要危险因素。

二、临床表现

(一)症状

大多数原发性高血压见于中老年,起病隐匿,进展缓慢,病程长达十多年至数十年,头痛、头晕、疲劳、心悸、耳鸣,也有不少患者直到出现高血压的严重并发症和靶器官功能性或器质性损害才就医。

(二)体征

周围血管搏动、血管杂音、心脏杂音。

(三)并发症

1.心脏

高血压性心脏病、急性左心衰竭、冠心病。

2.肾脏

可出现慢性肾衰竭症状。

3.脑

脑出血和脑梗死。

4.其他

眼底改变、鼻出血、主动脉夹层。

三、治疗

治疗原发性高血压的主要目标是最大限度地降低心血管并发症的发生与死亡的总体危险,应干预所有可逆性心血管危险因素。

(一)非药物治疗

生活方式干预:①控制体重;②减少食物中钠盐摄入,增加钾盐摄入;③减少食物中饱和脂肪酸的含量和脂肪总量;④戒烟限酒;⑤适当运动;⑥减少精神压力,保持心理平衡。

(二)药物治疗

1.降压药物适用范围

高危、很高危或3级高血压患者,应立即开始降压药物治疗。确诊的2级高血压患者,应考虑开始药物治疗。1级高血压患者,若在生活方式干预数周后血压仍≥140/90 mmHg,应开始降压药物治疗。

2.降压药物分类

降压药物分为利尿剂、β受体阻滞剂、钙通道阻滞剂(CCB)、血管紧张素转换酶抑制剂(ACEI)、血管紧张素Ⅱ受体拮抗剂(ARB)和α受体阻滞剂。

3.降压药物的应用原则

小剂量开始、优先选择长效制剂、联合应用、个体化。

四、护理评估

(一)健康史

1.患病及诊治经过

询问患者首次发病时间、血压最高水平及伴随症状,有无诱因,缓解方式如何。

2.目前状况

此次就医主要原因、血压水平及相关症状,评估危险因素、靶器官损害及伴临床疾患。评估患者目前睡眠、饮食、体重、排泄情况、活动耐力及对疾病知识掌握情况。

3.相关病史

是否有高血压、糖尿病及心血管病的家族史,有无导致继发性高血压的疾病。

(二)身体评估

一般状态,心脏、视网膜情况,其他如有无动脉粥样硬化、少尿、肾脏有无缩小、脑实质及脑血管变化。

(三)辅助检查

通过胸片、心电图、超声心动图等判断有无左心室肥厚;血生化、血常规、尿常规是否正常。

(四)心理-社会评估

发病以来的情绪、压力及经济状况等。

五、护理措施

(一)减少引起或加重头痛的因素

安静环境,减少探视。护理操作相对集中,防止过多干扰患者。取适当卧位。避免劳累、情绪激动、精神紧张等。

(二)用药护理

监测血压变化以判断疗效。

(三)直立性低血压的护理

(1)避免受伤。

(2)直立性低血压的预防与处理:首先告诉患者低血压的表现。指导预防方法:避免长时间站立;改变体位动作要慢;服药后休息一会儿再活动;避免过热水洗澡;不宜大量饮酒。发生低血压时下肢抬高位平卧,促进血液回流。

(四)高血压急症的病情观察

密切监测血压变化,一旦发现血压急剧上升、剧烈头痛、呕吐、大汗、视力模糊、面色及神志改变、肢体运动障碍等症状,立即通知医师。

六、健康指导

(一)疾病知识指导

让患者了解自己的病情,控制血压的重要性和终身治疗的必要性,测血压的方法。

(二)限制钠盐摄入

钠盐低于 6 g/d。

(三)控制体重

控制能量摄入和增加体力活动。

(四)合理膳食,营养均衡

减少脂肪摄入,少吃或不吃肥肉和动物内脏,补充适量蛋白质。

(五)适当运动

建议每天应进行适当的、30 分钟左右的体力活动;每周则应有 1 次以上的有氧体育锻炼,如步行、慢跑、骑车、游泳、做健美操、跳舞和非比赛性划船等。

(六)指导患者正确服药

强调长期服药的必要性,告知有关降压药物的名称、剂量、用法及不良反应等,嘱患者必须按时按量服药,不能擅自突然停药。

(七)高血压急症院外急救知识指导

为避免加重病情,应采取以下措施:稳定患者情绪,舌下含服快速降压药,当血压下降、病情平稳后再积极入院诊治。

(八)定期随访

1~3 个月随诊一次。

第三节　冠状动脉粥样硬化性心脏病

冠状动脉粥样硬化性心脏病是指冠状动脉粥样硬化使血管腔狭窄或阻塞,导致心肌缺血缺氧或坏死而引起的心脏病,它和冠状动脉功能性改变即冠状动脉痉挛一起统称冠状动脉性心脏病,简称冠心病,亦称缺血性心脏病。

冠心病的危险因素如下。主要的危险因素有年龄、性别、血脂异常、高血压、吸烟、糖尿病和糖耐量异常。次要的危险因素:①肥胖;②缺少体力活动;③进食过多的动物脂肪、胆固醇、糖和盐;④遗传因素;⑤A 型性格。近年来发现的危险因素:血中同型半胱氨酸增高;血中纤维蛋白原及一些凝血因子增高;病毒、衣原体感染;微量元素铬、锰、锌、硒摄取减少,铅、镉、钴摄取增加。

一、稳定型心绞痛

稳定型心绞痛又称劳力性心绞痛,是在冠状动脉固定性严重狭窄的基础上,由于心肌负荷增加而引起心肌急剧的、暂时性缺血与缺氧的临床综合征。

(一)病因与发病机制

冠状动脉存在固定狭窄或部分闭塞的基础上,发生需氧量的增加。

(二)临床表现

1.症状

发作性胸痛特点如下。

(1)部位:胸骨体上段或中段之后可波及心前区,手掌大小,界限不清楚。常放射至左肩、左臂内侧、牙床、颈、咽、下颌等。

(2)性质:压迫、发闷或紧缩性。

(3)诱因:劳动、情绪激动、饱食或寒冷时。

(4)持续时间:逐步加重,3~5 分钟内逐渐消失。

(5)缓解方式:停止原诱因或舌下含服硝酸甘油后迅速缓解。

2.体征

心率加快、血压上升、情绪焦虑等。

(三)治疗

治疗原则:改善冠状动脉的血供和减轻心肌的耗氧,同时治疗动脉粥样硬化。

1.发作时的治疗

(1)休息。

(2)药物治疗:舌下含服硝酸甘油或硝酸异山梨酯。

2.缓解期的治疗

避免已知的诱因;改善预后;非药物治疗,包括运动锻炼疗法、禁烟酒;减轻负担。

（1）药物治疗。

（2）运动锻炼疗法：有助于侧支循环建立。

（3）血管重建治疗：经皮冠状动脉介入手术（percutaneous coronary intervention，PCI）及冠脉旁路移植术（coronary artery bypass grafting，CABG），俗称搭桥术。

（4）增强型体外反搏（enhanced external counterpulsation，EECP）。

（四）护理评估

1.健康史

（1）患病及诊治经过：询问患者首次发生心绞痛的时间，主要症状（如胸痛、心前区憋闷等）的特点（如出现的部位、性质、严重程度、持续时间、发作频率、缓解因素及诱因），有无伴随症状；是否呈进行性加重，有无并发症。既往检查结果、治疗经过及效果。是否遵从医嘱治疗，包括药物治疗（如药物种类、剂量和用法）和非药物治疗（如运动情况、是否进行过手术）。

（2）目前状况：评估此次就医的主要原因，患者是否有胸痛、胸闷、心悸、咽部不适等心绞痛表现。评估患者有无其他方面的伴随症状；本次发病是否有诱因；本次发病与以前发病的情况相比较有哪些变化；评估患者目前的日常休息及活动量、活动耐受能力和自理能力；评估患者饮食、睡眠、体重、排泄情况；评估患者对心绞痛相关知识的理解和掌握情况。

（3）相关病史：患者有无心血管病相关的疾病，如糖尿病、甲状腺功能亢进症、贫血等，是否已进行积极的治疗，疗效如何。患者直系亲属中有无与遗传相关的心血管病，如原发性高血压、冠心病等。

2.身体评估

一般状态和专科评估。

3.辅助检查

查看患者心电图、动态心电图、运动负荷试验、超声心动图、放射性核素检查或冠状动脉造影结果等。

4.心理-社会状况

患者心绞痛容易反复发作，且体力活动受限，易引起患者烦躁不安、紧张、甚至恐惧的情绪，应综合评估患者这些方面的问题；必要时还应评估患者的职业特点、家庭状况、个人应对方式、经济状况、生活习惯等。

(五)护理措施

1.减少或避免诱因

与患者探讨诱因,合理休息,避免过劳过饱,情绪稳定。

2.疼痛的观察与护理

结合患者疼痛部位、性质、严重程度、持续时间的评估结果,观察患者疼痛发作时有无面色苍白、大汗、恶心、呕吐等。给予心电监测,描记疼痛发作时心电图,严密监测心率、心律、血压变化。疼痛发作时嘱患者立即休息,遵医嘱给予硝酸甘油药物舌下含服,有呼吸困难者立即吸氧,必要时应用吗啡等药物。

3.休息与活动

(1)心绞痛发作时应立即停止正在进行的活动。缓解期患者一般不需卧床休息,因为适当运动有利于侧支循环的建立,故应在病情稳定后,制订个体化活动计划。

(2)鼓励患者适当参加体力劳动和体育锻炼,最大活动量以不发生心绞痛症状为度。避免竞技性活动和屏气用力动作,避免精神过度紧张的工作和长时间工作于嘈杂的环境中。

(3)预防用药:对于规律发作的劳力性心绞痛,可于外出、就餐、排便前含服硝酸甘油。

4.心理护理

告知患者目前的疾病状态、治疗方案及可能的治疗效果,让患者知晓自己的疾病和病情,减轻恐惧心理。反复心绞痛发作的患者,告知其只要进行合理的控制和预防,心绞痛可以有效控制,解除患者紧张不安的情绪,减少心肌耗氧量。

5.用药护理

含服硝酸甘油 3～5 分钟不缓解可重复使用。

(六)健康指导

1.改变生活方式

认识主要危险因素,如吸烟,酗酒,高胆固醇、高盐饮食,熬夜,缺少锻炼,性格急躁等。倡导健康生活方式:合理膳食,饮食均衡切忌暴饮暴食,经常锻炼,控制体重,心态平和。避免诱因,如过劳、情绪激动、饱餐、寒冷刺激等。

2.用药护理指导

介绍用药目的,药物名称、剂量、用法、常见不良反应、用药禁忌等。不擅自增减药量,自我监测药物不良反应。外出时随身携带硝酸甘油备用,棕色瓶内干燥保存,以免潮解失效,药瓶开封后 6 个月更换 1 次,确保疗效。

3.病情监测指导

心绞痛发作时立即停止活动或舌下含服硝酸甘油。

4.外科手术患者保健

(1)保持正确姿势:胸骨愈合需 3 个月时间,避免举重物抱小孩。直立或坐位时,上身挺直双肩后展。每天做上肢水平上抬练习,避免肩部僵硬。

(2)促进腿部血液循环:去大隐静脉移植者,穿弹力护袜,床上休息时,脱去护袜抬高下肢,利于回流。

二、不稳定型心绞痛

因为动脉粥样斑块破裂或糜烂,伴有不同程度的表面血栓形成、血管痉挛及远端血管闭塞所致的一组临床症状。

(一)病因和发病机制

冠状动脉不稳定粥样斑块继发病理改变:血小板聚集、并发血栓形成、冠脉痉挛收缩、微血管栓塞导致急性或亚急性心肌供氧减少和缺血加重。可由劳力负荷诱发,但劳力负荷终止后胸痛不能缓解。

(二)临床表现

1.症状

(1)一个月内疼痛的频率增加、程度加重、时限延长、诱因发生改变,硝酸酯类药物缓解减弱。

(2)一个月内新发生的较轻负荷所诱发的心绞痛。

(3)休息状态下发作或较轻微活动即可诱发心绞痛,发作时 ST 段抬高的变异型心绞痛。此外,还有由于贫血、感染、甲状腺功能亢进症、心律失常等原因诱发的继发性心绞痛。

2.体征

可暂时性出现第三心音和第四心音,缺血发作时或发作后有时可闻及心尖区收缩期杂音(二尖瓣反流所致)。

(三)治疗

治疗目的:缓解缺血和预防严重不良后果。

(1)一般处理:床边 24 小时心电监护,维持血氧 90% 以上。如有必要应重复检测心肌坏死标志物。

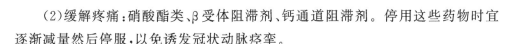

（2）缓解疼痛：硝酸酯类、β受体阻滞剂、钙通道阻滞剂。停用这些药物时宜逐渐减量然后停服，以免诱发冠状动脉痉挛。

（3）抗心肌缺血。

（4）抗血小板治疗。

（5）抗凝治疗：常用药物包括普通肝素、低分子肝素和比伐芦定。

（6）调脂治疗：少数患者会出现肝酶和肌酶升高等不良反应。

（7）ACEI 或 ARB：长期应用能降低心血管事件发生率。

（8）冠状动脉血运重建术：急诊冠脉介入治疗和搭桥术。

三、急性心肌梗死

急性心肌梗死为在冠状动脉病变的基础上，发生冠状动脉供血急剧减少或中断，使相应心肌严重而持久地缺血导致部分心肌细胞急性坏死。

（一）临床表现

1.症状

（1）诱因和前驱症状：多数患者发病前数日有乏力、胸部不适、心绞痛等前驱症状；心绞痛发作较前频、重、久、疗效差；疼痛时伴恶心、呕吐、大汗、心动过速，或伴心力衰竭、严重心律失常、血压大幅波动等；疼痛发作时 ECG 示 ST 段一过性明显抬高或压低、T 波倒置或提高。

（2）疼痛：最先出现，程度较重，持续时间≥30 分钟，烦躁不安、出汗、恐惧、濒死感。部分患者疼痛位于上腹部，常误诊为急腹症。少数无胸痛，开始即表现为急性心力衰竭或休克。

（3）胃肠道症状：尤其以下壁心肌梗死比较多见，伴恶心、呕吐和上腹胀痛，肠胀气等。

（4）心律失常。

（5）全身症状：发热、心动过速，白细胞增高，血沉加快。

（6）低血压和休克。

（7）心力衰竭：右室梗死出现右心衰竭表现伴血压下降。

2.体征

（1）心脏体征：心脏浊音界可轻度增大，心率增快或减慢，可出现奔马律，可有各种心律失常。

（2）血压：除早期血压增高，几乎所有患者都有血压下降。

（3）其他：心律失常、休克或心力衰竭相关体征。

(二)治疗

原则:尽快恢复心肌的血液灌注,挽救濒死的心肌细胞,防止梗死扩大或缩小心肌缺血范围,保护和维持心脏功能,及时处理严重心律失常、泵衰竭和各种并发症,防止猝死,使患者不但能度过急性期,且康复后还能保持尽可能多的有功能的心肌。

(1)监护和一般治疗。饮食和通便:所有 AMI 无腹泻者均应使用缓泻剂,防止便秘时用力排便导致心脏破裂引起心律失常与心力衰竭。

(2)解除疼痛:可选用吗啡或哌替啶止痛。

(3)再灌注心肌:包括溶栓、急诊介入治疗、冠状动脉搭桥术。

(4)消除心律失常。

(5)控制休克。

(6)治疗心力衰竭:主要是治疗急性左心衰竭。

(7)右心室心肌梗死的处理:在血流动力学监测下静脉输液,直至低血压得到纠正。

(三)护理评估

1.健康史

(1)患病及诊治经过:评估患者首次心肌梗死发病时间,疼痛的部位、性质、程度、持续时间、诱因与缓解方式;有无恶心、呕吐、全身乏力、发热、血压异常、大汗、面色苍白等伴随症状;有无呼吸困难、晕厥、休克、心力衰竭等严重情况发生。

(2)目前状况:评估患者此次发病有无明显诱因,发作特点,是否伴有水肿、乏力、活动耐力下降等。目前睡眠、进食与排泄情况。

(3)相关病史:既往有无高脂血症、高血压及心绞痛发作史。有无糖尿病、甲状腺功能亢进症、贫血等,是否积极治疗,疗效如何。直系亲属中有无与遗传相关的冠心病、原发性高血压等。

2.身体评估

观察患者意识与精神状态,注意有无表情痛苦、面色苍白等休克表现。观察生命体征有无异常。注意患者心率、心律、心音变化。

3.辅助检查

心电图(溶栓前后、1 小时、2 小时)、血液检查。

4.心理-社会评估

急性心肌梗死时胸痛程度异常剧烈,患者可有濒死感,产生恐惧心理。此外会导致活动耐力和自理能力下降。应评估患者对疾病认知程度、经济状况和家人支持程度。

(四)护理措施

(1)休息与活动:无并发症,24 小时床上肢体活动;无低血压,第 3 天在病房行走;梗死后 4～5 天逐步增加活动直至每天 3 次步行 100～150 米。病情不稳定及高危人群适当延长卧床时间。

(2)给氧护理:增加心肌供氧,减轻心肌缺血和疼痛。

(3)病情观察:密切观察心率、心律、血压和心功能的变化,及时发现和报告心律失常、血流动力学异常和低氧血症,除颤仪随时备用。

(4)心理护理:疼痛发作时专人陪伴,鼓励患者给予心理支持;向患者讲明住进冠心病监护病房后病情的任何变化都在医护人员的严密监护下并能得到及时治疗,以缓解其恐惧心理;医护人员工作应紧张有序,避免忙乱给患者不信任感和不安全感;抢救时应注意保护其他患者并将监护仪的报警声尽量调低,以免增加患者心理负担。

(5)用药护理:迅速建立 2 条静脉通路并监测穿刺处有无渗药、红肿、出血、疼痛等,保证给药途径畅通,遵医嘱用药,观察药物不良反应。

(6)溶栓治疗的护理。①询问病史,排除溶栓禁忌证。②溶栓前协助检查血常规、血小板、出凝血时间和血型。③遵医嘱迅速用药并注意观察溶栓药物的不良反应:如变态反应(寒战、发热、皮疹),低血压,出血(皮肤黏膜血尿便血)等。④正确观察溶栓疗效并对患者进行心理护理。

(7)饮食宜清淡、低脂低胆固醇、少食多餐。

(8)排便前预防性含服硝酸甘油。

(9)并发症的监测与处理。

(10)运动锻炼,制订个体化运动处方。①运动原则:有序、有度、有恒。②运动项目:有氧步行、慢跑、简化太极拳。③运动强度:最大心率的 40%～80%,循序渐进。④持续时间:6～10 分钟,延至 30～60 分钟。⑤运动频率:5～7 天/周,1～2 次/天。

(五)健康指导

(1)指导患者正确服药,随身常备保健药盒,预防复发。

(2)出院后建议活动:做一些简单的家务劳动如擦桌子、洗碗等。1 个月后根据自身情况选择合适的运动方式:做家务、步行、慢跑、体操、太极拳、游泳、骑自行车等,避免剧烈活动、竞技性活动、举重等。活动尽量安排在下午,时间以20~30分钟为宜。心率以增加10~20次/分为宜。

(3)给予低热量、低脂、低胆固醇、低盐、高纤维素饮食,低饱和脂肪(占总热量的7%)和低胆固醇饮食(<200 mg/d),防止便秘,戒烟酒,肥胖者控制体重。

(4)坚持按医嘱服药,自我监测药物作用、不良反应。

(5)指导当病情突然变化时采取简易的应急措施。

(6)告诉患者洗澡要让家属知道,不宜在饱餐和饥饿时进行,水温勿过冷或过热,时间不宜过长,门不要上锁。

(7)无并发症,6~8周可恢复性生活,但不要过频。

(8)经2~4个月体力锻炼后,酌情恢复部分或轻工作。

(9)照顾者指导:教会家属心肺复苏术。

(10)避免诱因,定期复查。

第四节 心力衰竭

心力衰竭是各种心脏结构性或功能性疾病导致心室充盈或射血能力受损而引起的一组综合征。

一、病因及诱因

(一)基本病因

(1)原发性心肌损害。

(2)心脏负荷过重。

(二)诱因

包括:①感染;②心律失常;③血容量增加;④劳累过度或情绪激动、精神过于紧张;⑤治疗不当;⑥妊娠和分娩;⑦并发其他疾病;⑧麻醉与手术。

二、临床表现

(一)心力衰竭三大主征

(1)排血量不足:皮肤苍白、发绀,疲乏无力、失眠嗜睡,血压偏低、脉压小,心源性休克,尿少。

(2)体循环淤血:颈静脉怒张、水肿、肝功能异常。

(3)肺循环淤血:呼吸困难、肺水肿。

(二)左心衰竭体征

(1)心率增快、左室肥厚或增大。

(2)心尖出现抬举样搏动。

(3)可听见较响的第三心音。

(4)左心衰竭晚期时可出现 Cheyne-Stoke 呼吸。

(三)右心衰竭体征

(1)心脏体征:除基础心脏病的相应体征外,可有三尖瓣关闭不全的反流性杂音和右室奔马律。

(2)水肿:身体最低垂部位、对称性、可压陷性。

(3)肝脏体征:淤血、肿大伴压痛。

(4)颈静脉征:颈静脉充盈、怒张,是右心衰的主要体征。肝颈静脉反流征阳性更具有特征性。

(5)胸腔积液和腹水。

三、治疗

(一)治疗原则

心血管疾病防治指南与共识中指出:心力衰竭的治疗目标不仅仅是改善症状,提高生活质量,更重要的是针对心肌重构的机制防止和延缓心肌重构的发展,从而降低心力衰竭的死亡率和住院率。

(二)治疗要点

(1)病因治疗:①基本病因治疗,如控制高血压,改善冠心病心肌缺血,心瓣膜病的换瓣手术。②消除诱因,如抗生素控制感染。

(2)药物治疗。①利尿剂:减轻容量负荷,是常用药物。②肾素-血管紧张素-醛固酮系统抑制剂。③血管扩张剂。④β受体阻滞剂:所有病情稳定的心力衰竭患者均应服用。⑤正性肌力药物:洋地黄类,如地高辛、毛花苷 C;非洋地黄类,肾上腺素、多巴酚丁胺。

(3)心脏再同步化治疗(cardiac resynchroniza tiontherapy,CRT)。

(4)心力衰竭的机械辅助治疗。

(5)外科治疗。

(6)最新方法:左心室心肌注射可植入性水凝胶治疗心力衰竭。

四、护理评估

(一)健康史

1.患病及诊治经过

评估患者是否曾有呼吸困难、疲倦、乏力、咳嗽、咳痰、咯血、少尿等左心衰竭的表现及出现时间;是否有腹胀、恶心、呕吐、凹陷性水肿等右心衰竭表现。评估患者出现症状后的相关检查、治疗手段、效果、恢复情况等。了解患者原发病。

2.目前状况

评估此次就医原因。本病是否有诱因及伴随症状。评估患者睡眠情况、饮食和体重变化。

3.相关病史

询问患者是否有高血压、冠心病、心脏瓣膜病和心包炎等基础疾病,患病时间和治疗效果。评估是否有家族史。

(二)身体评估

(1)一般状态。

(2)心肺:评估患者心脏有无扩大,以及心尖冲动的位置和范围。

(3)其他:评估患者有无水肿,其部位及程度如何;有无颈静脉怒张、肝颈静脉反流征阳性;肝脏有无增大,有无胸腔积液、腹水体征等。

(三)辅助检查

查看胸部 X 线检查、超声心动图等,判断有无心力衰竭及其程度。

(四)心理-社会评估

综合评价患者的心理问题、家庭情况、生活习惯等。

五、护理措施

(一)一般护理

(1)休息与运动:长期卧床应进行被动或主动运动以防静脉血栓或肺栓塞。病情恢复期鼓励患者进行主动运动。

按心功能分级安排活动量。①心功能 I 级:不限制一般体力活动,适当体育锻炼,避免剧烈活动。②心功能 II 级:适当限制体力活动,增加午睡时间,不影响轻体力劳动或家务。③心功能 III 级:严格限制一般体力活动,卧床休息为主,鼓励日常生活自理或协助自理。④心功能Ⅳ级:绝对卧床休息,日常生活由他人照顾。

活动过程中监测有以下两点。①有呼吸困难、心悸、胸痛、疲劳、出汗应停止活动。②运动治疗中需进行监测的指征:LVEF<30%;安静或运动时出现室性心律失常;运动时收缩压降低;心脏性猝死、心肌梗死、心源性休克等。

(2)根据心功能情况,协助患者采取适宜体位。

(3)吸氧护理:一般低流量。

(4)饮食护理:限制钠盐摄入,轻度心力衰竭 2.0～3.0 g/d,中、重度<2.0 g/d。

(5)心理护理:必要时遵医嘱给予镇静剂。

(二)用药护理

(1)使用利尿剂的护理。①观察药物不良反应。②利尿剂宜选择早晨或日间,避免夜间应用影响睡眠。③静脉用呋塞米时先稀释后缓慢注入。④严格记录出入量、体重和水肿变化。有腹水者要同时测腹围。每天尿量少于 500 mL说明利尿无效,大于 2000 mL 说明利尿效果好。

(2)使用肾素-血管紧张素-醛固酮系统抑制剂时的护理:监测血压,避免体位突然改变,监测血钾水平和肾功,如出现不能耐受的咳嗽或血管神经性水肿应停药。

(3)使用血管扩张剂的护理。

(4)使用β受体阻滞剂的护理:导致液体潴留、心动过缓和低血压,心率低于50 次/分时需告知医师。

(5)使用洋地黄药物的护理。①预防洋地黄中毒。②治疗量与中毒量差别小、个体差异大,严密观察用药后反应;与奎尼丁、胺碘酮、阿司匹林药物合用,可增加中毒机会;严格遵医嘱用药,监测心率、心律及心电图变化。③观察洋地黄中毒表现:心脏毒性表现为各类心律失常(二联或三联律、房颤、房室传导阻滞等),胃肠道反应(食欲下降、恶心、呕吐),神经系统症状(头痛、倦怠、视力模糊、黄视、绿视等)。④洋地黄中毒的处理:立即停用洋地黄;低血钾者可口服或静脉补钾,停用排钾利尿剂;纠正心律失常。⑤护理注意事项:严密观察患者病情,成人脉搏低于 60 次/分,儿童低于 100 次/分应暂停给药;用药后观察心力衰竭症状和体征改善情况,注意是否出现中毒表现;教会患者自我记录脉搏、尿量及体重;告知患者严格遵医嘱服药,避免漏服或加服。

六、健康指导

（1）掌握自测脉搏的方法。

（2）学会准确记录 24 小时液体出入量；监测体重。

（3）保持大便通畅，避免用力排便。

（4）避免长时间站立或由蹲位突然站立、大幅度改变体位等；洗澡时间小于 30 分钟，忌洗桑拿浴、蒸气浴。

（5）注意防寒保暖，预防呼吸道感染，避免心力衰竭诱因。

（6）活动时易疲劳乏力或夜间憋醒、阵发性胸前发闷，常为心力衰竭早期症状，宜尽早就医。

（7）突然出现严重呼吸困难、大汗淋漓、咳大量粉红色泡沫痰，为急性左心衰竭的表现，应立即端坐位，双腿下垂，同时拨打"120"，立即到医院就诊。

（8）随身携带硝酸甘油、速效救心丸等急救药，如有胸闷、气短，应立即舌下含服，拨打"120"就诊。

（9）随身携带家庭住址、电话、家属联系方式，如有意外，方便与家属取得联系。

（10）遵医嘱按时门诊复诊。

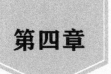

第四章 消化内科常见病的护理

第一节 消化性溃疡

消化性溃疡指发生在胃、十二指肠的慢性溃疡,即胃溃疡和十二指肠溃疡。

一、病因

(1)幽门螺杆菌感染。

(2)非甾体消炎药:如阿司匹林、吲哚美辛。

(3)胃酸及胃蛋白酶:对黏膜自身消化。

(4)其他因素:吸烟、遗传因素、胃和十二指肠运动异常、应激。

二、临床表现

(一)症状

(1)腹痛:钝痛、灼痛、胀痛甚至剧痛,或呈饥饿样不适感。胃溃疡疼痛多在餐后 0.5~1 小时出现;十二指肠溃疡疼痛多在餐后 3~4 小时出现,称空腹痛。

(2)反酸、嗳气、恶心、呕吐、食欲减退,唾液分泌增多等胃肠道症状,也可有失眠、多汗、脉缓等自主神经功能失调的表现。

(二)体征

活动期可有上腹部压痛,压痛点比较固定和局限,伴或不伴局部肌紧张,程度较轻。缓解期则无明显体征。如有反跳痛和肌紧张等则提示溃疡穿孔伴有周围组织炎症反应。

三、治疗

治疗原则为消除病因、愈合溃疡,控制症状、防止复发和避免并发症。消化性溃疡如没有并发症,大多数无须进行手术治疗,因手术后有时出现术后并发症和后遗症,所以应采取谨慎态度。外科治疗仅限于上消化道大出血、溃疡穿孔和瘢痕性幽门梗阻等并发症患者。

(一)消除病因

停用对胃有刺激的药物,改变不良嗜好,如戒烟、酒等。

(二)控制症状

应用抑酸药物控制症状,如泮托拉唑,奥美拉唑。

(三)根除幽门螺杆菌

口服丽珠胃三联。

四、护理评估

(一)健康史

1.患病及诊治经过

询问有关疾病的诱因和病因。收集患者疼痛(性质、部位、程度、与饮食和睡眠的关系)、药物使用情况、饮食习惯、饮酒史、吸烟史、生活方式(工作、休闲、运动、压力和日常应对措施)。

2.目前状况

询问疼痛发作过程。

3.相关病史

本病病程长,有周期性发作和节律性疼痛的特点,如不重视预防和正规治疗,病情可反复发作并产生并发症,故应评估患者及家属对疾病的认识程度。

(二)身体评估

1.一般状态

有无消瘦、贫血面貌,有无痛苦表情,生命体征是否正常,有无反酸、嗳气等胃肠道症状,有无失眠、多汗等自主神经功能失调的表现。

2.专科评估

有无上腹部固定压痛点,有无压痛、反跳痛和肌紧张,有无胃肠蠕动波。

3.心理-社会评估

评估患者的生活方式、家庭状况和职业,同时判定生活环境中的压力源及解决压力的应对方式。评估患者及家属对疾病的认识程度,评估患者有无焦虑或恐惧等心理,社会的支持状况如何,患者得到的社区保健资源和服务如何。

(三)辅助检查

1.胃镜和胃黏膜活组织检查

胃镜可见溃疡多呈圆形、椭圆形或线形,边缘光滑,底部有灰白色或灰黄色渗出物,溃疡周围黏膜可充血、水肿,可见皱襞向溃疡集中。

2.X线钡餐检查

有无龛影及其部位。

3.幽门螺杆菌检测

是否为阳性。

4.粪便潜血试验

阳性提示溃疡有活动。

5.血常规

有无血红蛋白和红细胞计数减少。

五、护理措施

(一)休息与体位

急性期患者,应卧床休息;合并有上消化道大出血时应绝对卧床休息;恢复期适量运动,避免过度劳累。

(二)饮食护理

指导患者饮食规律。溃疡活动期患者不适时可少量进食,不宜过饱。选择易消化、营养丰富的食物,避免刺激性食物、饮料,戒烟、酒,食物勿过热、过冷。若合并上消化道出血、消化道梗阻、穿孔时,应禁食。

(三)病情观察

(1)观察生命体征的改变,重点观察腹痛的性质、部位、时间,呕吐物及粪便的颜色、性质、次数和量并做好记录。发现异常及时告知医师立即处理。

(2)并发症的观察:若患者出现面色苍白、头晕、冷汗、脉搏细速、血压下降,提示有出血;若上腹剧痛、腹肌强直伴反跳痛提示穿孔;若上腹疼痛失去规律且粪便潜血持续阳性,进行性消瘦,贫血,提示有癌变的可能。若怀疑有外科急腹症时,禁用镇痛药,待排除后,方可行腹部热敷或按医嘱给予药物治疗。

(四)药物治疗护理

遵医嘱用药,解痉药应餐前1小时服用;抗酸药应饭后2小时和睡前嚼服,避免与奶制品、酸性食物及饮料同服;H_2受体拮抗剂及质子泵抑制剂应在餐中或餐后立即服用。注意有无口干、视物模糊、尿潴留、腹泻、头晕等不良反应。

(五)心理护理

消除患者焦虑、急躁情绪,保持其乐观心态。

六、健康指导

(一)疾病知识指导

(1)应注意避免暴饮暴食,进食时注意细嚼慢咽,避免物理性刺激和化学性刺激的食物,建立合理的饮食习惯和结构。

(2)保持乐观情绪,减少精神刺激因素,必要时可服用地西泮等药物以消除精神紧张和焦虑。学习一些放松技巧,如打太极等,以应对压力。

(3)鼓励患者戒除烟酒。

(4)在好发季节注意观察疾病症状的发生,如有症状应立即服药。

(5)如疼痛节律发生改变或出现呕血、黑便时应立即就医。

(6)注意劳逸结合,避免过劳。

(二)康复指导

指导和教会患者如何服用药物及药物常见的不良反应,并告知其不能随便停药或减量,以防酸反弹导致溃疡复发。在日常疼痛和发热的治疗上,鼓励患者使用甾体类抗炎药。慎用或勿用致溃疡药物,如阿司匹林、咖啡因、泼尼松等,必须使用的患者可遵医嘱换用对胃黏膜损伤小的同类药物。

(三)出院指导

术后患者应少食多餐,定时定量,进餐时不宜喝水,选择合适的锻炼方式,提高机体抵抗力,定期复诊,剧烈疼痛时及时就诊。

第二节　慢性胃炎

慢性胃炎是由各种病因引起的胃黏膜慢性炎症。

一、病因

幽门螺杆菌(Hp)感染、十二指肠-胃反流、自身免疫、年龄因素和胃黏膜营养因子缺乏。

二、临床表现

(一)症状

有症状者表现为消化不良,如上腹痛(呈持续性胀痛、钝痛或烧灼痛)、饱胀、嗳气、反酸、恶心、食欲缺乏等症状。一般情况下这些症状无明显节律性,多数进食后较重,空腹时较舒适。

(二)体征

体征多不明显,有时可有上腹部轻压痛。

三、治疗

消除和避免引起胃炎的有害因素,根除 Hp,给予胃黏膜保护药和对症治疗。

(一)对因治疗

Hp 感染时口服丽珠胃三联;胃食管反流时使用助消化及改善胃动力药物;自身免疫可考虑用糖皮质激素;胃黏膜营养因子缺乏可补充复合维生素,改善胃肠营养。

(二)对症治疗

适度抑制或中和胃酸,缓解症状、保护胃黏膜。

四、护理评估

(一)健康史

1.患病及诊治经过

询问有关疾病的病因及诱因;询问疼痛及伴随的症状。

2.目前状况

收集患者药物使用情况,是否长期大量服用非甾体消炎药,是否服用降压药、铁剂、糖皮质激素等药物。了解患者的饮食情况,是否长期摄食粗糙、过冷、过热和刺激性的食物,是否长期饮用咖啡、浓茶和烈酒,是否吸烟。

3.相关病史

询问患者曾患过哪些疾病,如肝硬化门静脉高压症、慢性右心衰竭、高血压、动脉硬化、糖尿病、肾功能不全、尿毒症等,了解患者家族中有无患有慢性胃炎同类疾病。

(二)身体评估

1.一般状态

评估患者腹痛的部位、性质和程度;观察呕吐物和粪便的颜色、量、次数和性状;观察患者有无食欲缺乏、反酸、嗳气、腹胀等消化不良的症状;自身免疫性胃炎的患者应观察有无贫血及其程度、体重下降等情况,监测血红蛋白和人血清蛋白的变化;急性胃出血者应观察生命体征、温度、尿量、皮肤弹性等。

2.专科评估

有无上腹部轻压痛。

3.心理-社会评估

评估患者心理状态,有无长期精神紧张、抑郁、情绪波动等状况发生。

(三)辅助检查

1.胃镜和胃黏膜活组织检查

有无非萎缩性胃炎与萎缩性胃炎的镜下表现,胃黏膜活组织检查有无炎症、萎缩和肠化生。

2.Hp 检测

是否为阳性。

3.自身免疫性胃炎的相关检查

壁细胞抗体(PCA)和内因子抗体(IFA)是否为阳性。

4.血清胃泌素 G17、胃蛋白酶原Ⅰ和Ⅱ测定

血清胃泌素 G17 水平是否升高或下降、胃蛋白酶原Ⅰ和(或)胃蛋白酶原Ⅰ/Ⅱ比值是否正常或下降。

五、护理措施

(一)心理护理

讲解精神紧张不利于缓解症状,帮助患者稳定情绪、树立信心。

(二)休息与体位

患者应注意休息,减少活动,因急性应激造成者应卧床休息。

(三)饮食护理

饮食应有规律。以少渣、高热量、高维生素、高蛋白质、易消化的温凉饮食为宜,避免刺激性食物,急性大出血或呕吐频繁时应禁食。

(四)病情观察

患者出现腹痛、恶心、呕吐等症状时,注意观察腹痛的部位、性质、持续时间;呕吐物的颜色、性质及量,及时告知医师,做出相应处理。

(五)药物治疗护理

(1)禁用或慎用对胃黏膜有刺激的药物。

(2)抑制胃酸药物于饭前服用,抗生素类于饭后服用。

(3)讲解药物的作用、不良反应及服用注意事项。

六、健康指导

(一)疾病知识指导

(1)介绍本病的发生原因和预后,避免诱发因素。

(2)注意劳逸结合,保持心情愉快,避免过劳及餐后从事重体力活动。

(3)鼓励患者戒除烟酒。

(4)建立合理的饮食习惯和结构,如避免进食各种刺激性的食物和过冷、过酸、过辣、过硬、过咸、过甜及过分粗糙的食物,定时定量和细嚼慢咽等;注意饮食卫生。

(二)康复指导

教育患者保持良好心理状态,平时生活要有规律,合理安排工作和休息时间,注意劳逸结合,积极配合治疗。向患者及家属介绍所服药物的作用、剂量、疗程及常见的不良反应等,指导患者遵医嘱按时服药,不能随便停药或减量,慎用或勿用非甾体消炎药等损害胃黏膜的药物。

(三)出院指导

根据患者的病因、具体情况进行指导,如避免使用对胃黏膜有刺激性的药物,必须使用时应同时服用制酸剂或胃黏膜保护剂。并指导患者避免诱发因素,介绍药物的不良反应,如有异常及时复诊,定期门诊检查。

第三节　急性胰腺炎

急性胰腺炎是指多种病因导致胰酶在胰腺内被激活引起胰腺组织自身消

化、水肿、出血,甚至坏死的炎症反应。

一、病因

胆道疾病、过量饮酒和暴饮暴食、十二指肠液反流、创伤、胰腺血液循环障碍、饮食因素、感染因素、药物因素等。

二、临床表现

(一)症状

腹痛、腹胀、恶心、呕吐、发热、黄疸、休克及脏器功能衰竭。

(二)体征

1.腹膜炎

急性水肿性胰腺炎压痛多局限于中上腹部,无明显腹肌紧张。急性出血坏死性胰腺炎压痛明显,有肌紧张和反跳痛,逐渐波及全腹,肠鸣音减弱或消失,移动性浊音多为阳性。

2.皮下出血

少数患者于腰部、季肋部和下腹部皮肤出现大片青紫瘀斑,称 Grey-Turner 征;若出现在脐周,称 Cullen 征。主要由胰液外溢至皮下组织间隙,溶解皮下脂肪,使毛细血管破裂出血所致。

三、治疗

治疗原则为减轻腹痛、减少胰腺分泌、防止并发症。

(一)非手术治疗

(1)禁食,胃肠减压。

(2)补液,防治休克。

(3)抑制胰腺分泌和胰酶活性。

(4)镇痛、解痉。

(5)营养支持。

(6)预防和控制感染。

(7)中药治疗。

(二)手术治疗

清除胰腺或胰周坏死组织或规则性胰腺切除,腹腔灌洗引流。

四、护理评估

(一)健康史

1.患病及诊治经过

评估患者既往有无胆道疾病或慢性胰腺炎病史;近期有无腹部手术、外伤、感染及用药等诱发因素;评估患者的饮食习惯,有无长期大量饮酒、暴饮暴食等。

2.目前状况

评估患者有无腹痛、腹胀、恶心、呕吐、发热、血尿淀粉酶增高等症状。

3.相关病史

询问患者既往有无胆道疾患、胰管梗阻、十二指肠邻近部位病变,有无大量饮酒及暴饮暴食等诱因。

(二)身体评估

1.一般状态

评估患者的意识、生命体征,有无呼吸窘迫综合征,如呼吸音减弱、口唇发绀、呼吸加快等;评估患者皮肤的温度、皮肤黏膜的色泽、尿量,是否有休克的表现及其程度。

2.专科评估

腹痛的部位、性质、程度及时间;腹胀的程度,是否伴有腹膜刺激征、肠鸣音的改变及移动性浊音;是否伴有呕吐,呕吐的次数、呕吐物的性状和量。

3.心理-社会评估

由于本病具有发病急、进展快、病情凶险且花费大等特点,常使患者及家属产生焦虑、恐惧、失眠等消极情绪。应评估患者的社会地位、工作职务、经济状况,对疾病治疗、预后的了解程度及其反应,对治疗、护理的配合,对长期接受治疗的心理反应,对防止胰腺炎复发和有关疾病康复知识的掌握情况,家属是否能为患者提供精神和物质的支持。

(三)辅助检查

1.淀粉酶测定

血清淀粉酶超过 500 U 即可确诊。

2.血常规

白细胞计数增高。

3.X 线检查

胸、腹平片对诊断有无胸腔积液、肠梗阻有帮助。

4.CT 检查

有助于胰腺水肿或坏死及程度的判断。

五、护理措施

(一)心理护理

给予安抚,采取松弛疗法,消除恐惧感。

(二)病情观察

(1)严密观察生命指征、神志及尿量的变化。

(2)观察呕吐物或胃肠减压引流物的性状和量,记录 24 小时出入量。

(3)观察腹痛部位、性质、持续时间,有无腹肌紧张、压痛、反跳痛,提示并发腹膜炎,立即报告,对症处理。

(4)遵医嘱定时采集血、尿标本,观察血、尿淀粉酶、血清电解质变化。

(三)舒适卧位

绝对卧床休息,协助采取舒适体位,减轻腹痛,加设床档,防止坠床。

(四)饮食护理

(1)急性期禁食,必要时胃肠减压,禁食时每天补液 2000～3000 mL。

(2)症状消失,血、尿淀粉酶基本正常后可进少量清淡流食、逐渐改成半流质饮食,少量多餐。

(五)胃肠减压护理

保持负压,定时观察引流液的性状和量,保持引流通畅,防止管道受压、滑脱。

六、健康指导

(一)疾病知识指导

向患者及家属讲解急性胰腺炎的有关知识,强调预防的重要性,积极治疗胆道疾病,戒酒,预防感染,防止诱发胰腺炎。介绍本病的主要诱发因素和疾病的过程,教育患者积极治疗胆道疾病,注意防治胆道蛔虫。

(二)康复指导

指导患者遵医嘱服药并了解服药须知,如药名、作用、每次剂量、用药途径、不良反应和注意事项。指导患者及家属掌握饮食卫生知识,患者平时应养成规律进食习惯,避免暴饮暴食。腹痛缓解后,应从少量低脂、低糖饮食开始逐渐恢

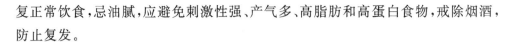

复正常饮食,忌油腻,应避免刺激性强、产气多、高脂肪和高蛋白食物,戒除烟酒,防止复发。

(三)出院指导

出院后 4～6 周避免过度疲劳和举重物。要保持良好的情绪,充分休息,适当参加活动,做到劳逸结合。教会患者自我观察,定期复查。如发现腹部肿块逐渐增大,并有腹痛、腹胀、呕吐等症状,需及时就医。注意腹部保暖,恶心、呕吐、腹痛等及时就诊。

第四节　肝硬化

肝硬化是一种常见的由不同病因引起的肝脏慢性、进行性、弥漫性病变,是在肝细胞广泛变性和坏死基础上产生肝脏纤维组织弥漫性增生,并形成再生结节和假小叶,导致正常肝小叶结构和血管解剖的破坏。病变逐渐进展、晚期出现肝功能衰竭、门静脉高压和多种并发症。

一、病因

病毒性肝炎、慢性乙醇中毒、胆汁淤积、药物或工业毒物、肝脏血液循环障碍、遗传和代谢性疾病、非酒精性脂肪性肝炎、血吸虫病、免疫紊乱、隐源性肝硬化。

二、临床表现

(一)症状

消化吸收不良、乏力、消瘦、黄疸、出血和贫血、内分泌失调等。

(二)体征

脾大、侧支循环建立、腹水。

三、治疗

保护或改善肝功能:去除或减轻病因、慎用损伤肝肾的药物、维护肠内营养、保护肝细胞。

(一)非手术治疗。

(1)药物治疗。

(2)腹水治疗。

(二)手术治疗

(1)门体分流术。

(2)断流手术。

(3)脾切除术。

(4)肝移植。

三、护理评估

(一)健康史

1.患病及治疗经过

应收集患者的年龄、性别和职业,特别是患者是否有暴露于有毒物质的情况;了解患者的饮酒史、输血史;了解既往的健康状况,如是否患过病毒性肝炎或胆道疾病、是否有充血性心力衰竭或呼吸系统疾病而未给予恰当治疗、是否患有遗传和代谢性疾病、是否患有血吸虫病。

2.目前状况

评估目前的症状和体征,如有无乏力、食欲缺乏、腹胀、恶心、呕吐、出血倾向、贫血、肝掌、蜘蛛痣、门静脉高压症表现。了解患者的饮食习惯和特殊嗜好。

3.相关病史

评估有无引起肝硬化的病因,如有无病毒性肝炎、酒精中毒、胆汁淤积、循环障碍、接触工业毒物或药物史等。

(二)身体评估

1.一般状态

有无意识障碍,有无肝病面容,有无蜘蛛痣、出血点、肝掌及男性乳房发育,有无黄疸,有无消瘦,有无水肿,有无尿量减少、尿色是否正常,呼吸的频率和节律有无改变。

2.专科评估

有无腹壁静脉显露或曲张;有无腹水征,如移动性浊音阳性、脐疝、腹部膨隆、腹壁紧张度增加、腹式呼吸减弱;检查肝脾大小、表面情况、质地及有无压痛。

3.心理-社会评估

肝硬化病程漫长,随病情发展而加重,患者逐渐丧失工作能力,并因久治不愈而影响家庭生活、经济负担沉重等,使患者及其家属出现各种心理问题和应对行为的不足,如出现焦虑、抑郁、悲观等情绪,与医护人员不配合或过分依赖医护人员。如患者出现性格、行为的改变,应注意与并发肝性脑病时的精神障碍相鉴别。在评估患者和家属的心理状态时,还要了解患者对疾病的认识水平和应对能力及家属对患者的态度和家庭经济状况。

(三)辅助检查

1.血常规

红细胞、白细胞、血小板均减少。

2.尿液检查

有无蛋白尿、血尿和管型尿。尿中有无胆红素、尿胆原是否增加。

3.粪便检查

粪便潜血试验是否为阳性,是否有可见黑便。

4.血生化检查

有无肝功能异常,有无电解质和酸碱平衡紊乱,有无血氨升高,有无氮质血症。

5.腹水检查

腹水的性质是渗出液或漏出液,是否找到病原菌或肿瘤细胞。

6.X线钡餐造影

有无门静脉高压征象。

四、护理措施

(一)心理护理

理解关心患者,指导家属给予情感及经济支持。

(二)病情观察

(1)有无出血倾向:呕血、黑便、皮下出血等。

(2)严格记录液体出入量,定期测量腹围和体重,了解腹水的消长情况。

(3)有无肝性脑病先兆表现:观察有无情绪、性格、行为等改变。

(三)休息与活动

(1)根据病情适当休息和活动。

(2)代偿期可参加活动,但避免过度疲劳。

(3)失代偿期以卧床休息为主,适当活动,以不感疲劳为宜。

(四)饮食指导

(1)给予高热量、高维生素、优质蛋白质、低脂、低盐饮食,避免粗糙食物。

(2)肝功能明显减退或有肝性脑病先兆者给予低蛋白饮食。

(3)腹水严重者,严格限制水、钠摄入,水<1000 mL/d。

(五)腹水护理

1.体位

少量腹水者取平卧位,抬高下肢。

2.控制水、钠摄入

少食高钠食物,可适量添加食醋、柠檬汁等调味,以增加食欲。

(六)用药护理

使用利尿剂时,注意维持水、电解质和酸碱平衡,利尿速度不宜过快,每周体重减轻 0.5 kg 为宜。

五、健康指导

(一)疾病知识指导

(1)向患者和家属说明饮食治疗的原则,应避免摄入大量蛋白质、粗糙、刺激性食物,以免诱发肝性脑病、大出血等并发症,而肝功能严重受损及分流术后的患者应限制蛋白质摄入。

(2)保持乐观、稳定的情绪,树立信心。

(3)指导患者和家属重视对病毒性肝炎的防治,并积极戒酒,戒酒将有助于防止肝脏进一步纤维化和减少出血的发生。

(4)保证足够的休息,避免劳累和过度活动,逐步增加活动量,如出现头晕、心慌、出汗等症状,应卧床休息。

(5)避免咳嗽、打喷嚏,用力排便,提举重物等引起腹内压增高的因素,以免诱发曲张静脉破裂出血;选用软毛牙刷刷牙,避免牙龈出血,并注意防止外伤。

(6)指导患者及家属掌握出血先兆和肝性脑病的前驱症状,一旦发生应及时就诊。

(7)做好个人卫生,预防感染。

(二)康复指导

生活起居有规律,保证充足睡眠,合理配餐。讲解肝硬化的相关知识,避免病因和诱发因素,教会患者识别并发症的先兆表现,及早发现,及早就诊。告知患者切勿滥用保肝药物,禁止使用对肝脏有害的药物,应严格按医嘱用药,并详细介绍所用药物的名称、剂量、给药时间和方法,教会患者观察药物的不良反应,一旦出现及时就医。

(三)出院指导

严格按医嘱用药,避免服用对肝脏有损害的药物,教会患者观察药物疗效和不良反应,发现异常及时就诊。患者因皮肤瘙痒和长期卧床等因素,易发生皮肤破损和继发感染,故告知患者沐浴时应避免水温过高和使用刺激性强的皂类及沐浴液,沐浴后可用性质柔和的润肤品;皮肤瘙痒者勿用手抓搔,以免皮肤破损,可给予止痒处理。

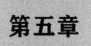

第五章　神经内科常见病的护理

第一节　短暂性脑缺血发作

短暂性脑缺血发作(transient ischemic attack,TIA)是指由于某种因素造成的脑动脉一过性或短暂性供血障碍,导致相应供血区局灶性神经功能缺损或视网膜功能障碍。症状持续时间为数分钟到数小时,24小时内完全恢复,可反复发作,不遗留神经功能缺损的症状和体征。一般头部CT、MRI检查可正常。

一、病因

TIA的发病与动脉粥样硬化、动脉狭窄、心脏病、血液成分改变及血流动力学等多种因素有关。

二、临床表现

(一)一般特点

(1)TIA好发于中老年人,男性多于女性。

(2)发作突然,局部脑或视网膜功能障碍,历时短暂,最长不超过24小时,不留神经功能缺损体征。

(3)常有反复发作的病史。

(4)患者多伴有高血压、动脉粥样硬化、心脏病、糖尿病和血脂异常等脑血管病的危险因素。

(二)颈内动脉系统TIA

临床表现与受累血管分布有关。大脑中动脉供血区的TIA可出现缺血对侧肢体的单瘫、轻偏瘫、面瘫和舌瘫,可伴有偏身感觉障碍和对侧同向偏盲,优势半球受损常出现失语和失用,非优势半球受损可出现空间定向障碍。大脑前动脉供血区缺血可出现人格和情感障碍、对侧下肢无力等。颈内动脉主干TIA 主要表现为眼动脉交叉瘫[(患侧单眼一过性黑矇、失明和(或)对侧偏瘫及感觉障碍]。

(三)椎-基底动脉系统 TIA

常见表现是眩晕、平衡障碍、恶心、呕吐、眼球运动异常和复视;特征性症状是脑干网状结构缺血引起跌倒发作,表现为突然出现双下肢无力而倒地,但可随即自行站起,整个过程中意识清楚;可有单侧或双侧面部、口周麻木,单独出现或伴有对侧肢体瘫痪、感觉障碍,呈现典型或不典型的脑干缺血综合征;还可出现短暂性全面遗忘症,视力障碍等。

三、治疗

TIA 是急症,是脑卒中的高危因素,TIA 发病后 2~7 天内为脑卒中的高风险期,应足够重视,积极治疗。目的是消除病因,减少和预防复发,保护脑功能。

(1)病因治疗:病因治疗是预防 TIA 的关键。积极查找病因,控制危险因素。

(2)药物治疗:抗血小板治疗、抗凝治疗、扩容治疗、活血化瘀中药制剂治疗。

(3)外科手术和血管内介入治疗。

四、护理评估

(一)健康史

了解患者的起病情况,发作时间、频率、表现、持续时间,有无外伤等;收集患者的既往史、家族史、个人史、饮食习惯、生活方式等资料。

(二)身体状况

评估患者的生命体征、意识状态、肢体活动情况。

(三)辅助检查

头部 CT、MRI 检查大多正常,DSA、TCD 检查是否可见颅内外动脉狭窄,血常规、生化检查是否异常。

(四)心理-社会评估

评估患者对疾病知识的了解程度;了解家庭成员、经济状况、文化背景等,家属对患者的关心、支持情况等。

五、护理措施

(一)安全护理

(1)无论是颅内动脉系统 TIA 还是椎-基底动脉系统 TIA,发作时患者因为一过性失明或眩晕,容易跌倒或受伤,应指导患者合理休息与运动,并采取适当的防护措施。

(2)发作时卧床休息,注意枕头不宜太高(以 15°~20°为宜),以免影响头部的血液供应,仰头或头部转动时应缓慢,动作轻柔,转动幅度不要太大,防止因颈部活动速度过度或过急导致发作而跌伤。

(3)频繁发作者应避免重体力劳动,必要时如厕、沐浴及外出活动时应有家人陪伴,洗澡时间不宜过长。

(二)运动指导

规律的体育锻炼可以改善心脏功能,增加脑血流量,改善微循环,也可以降低已升高的血压,控制血糖水平和降低体重。因此应鼓励患者做到劳逸结合,生活规律。

(三)药物护理

指导患者遵医嘱正确用药,不能随意更改、终止或自行购药服用。如肝素抗凝治疗可出现皮肤出血点及青紫斑,个别患者甚至可诱发消化道出血。使用阿司匹林、氯吡格雷或奥扎格雷等抗血小板聚集剂治疗时,可出现食欲缺乏、皮疹或白细胞减少等不良反应,发现异常及时报告医师处理。

(四)病情观察

频繁发作的患者应注意观察并记录每次发作的持续时间、间隔时间和伴随症状,观察患者肢体无力或麻木是否减轻或加重,有无头痛、头晕及其他脑功能受损的表现。警惕完全性缺血性脑卒中的发生。

(五)手术治疗的护理

按手术护理措施进行护理。

六、健康指导

(一)疾病知识指导

本病为脑卒中的先兆表现,若不进行正确治疗而任其自然发展,约 1/3 患者在数年内会发展成为完全性脑卒中。指导患者掌握本病的防治措施和自我护理方法,改变不健康的生活方式,定期体检。积极治疗高血压、动脉硬化、心脏病、糖尿病、高脂血症和肥胖症等。

(二)用药指导

指导患者严格遵医嘱用药,切勿自行调整剂量、换药、甚至停药。密切观察用药后反应。

(三)饮食指导

了解肥胖、吸烟、酗酒及饮食因素对脑血管病的关系,选择低盐、低脂、充足蛋白质和丰富维生素的饮食,如多食谷类、鱼类、新鲜蔬菜、水果、豆类、坚果,少吃糖类、甜食,限制食盐、动物油的摄入,忌辛辣、油炸食物和暴饮暴食,注意粗细搭配,荤素搭配;戒烟,限酒,控制食物热量,每天食盐不超过 6 g,保持理想体重。

(四)日常生活指导

指导患者戒烟酒、适度减轻体重、合理运动,劳逸结合。

第二节　脑出血

脑出血系指原发性非外伤性脑实质内出血。发病率为每年(60～80)/10万,在我国占全部脑卒中的 20%～30%。虽然脑出血发病率低于脑梗死,但其致死率却高于后者,急性期病死率 30%～40%。其中大脑半球出血占 80%,脑干和小脑出血占 20%。

一、病因

(一)高血压并发细小动脉硬化

这是脑出血最常见的病因,多数在高血压和动脉硬化并存情况下发生。

(二)颅内动脉瘤

主要为先天性动脉瘤,其次是动脉硬化性动脉瘤和外伤性动脉瘤。

(三)动静脉血管畸形

血管壁发育异常,易致出血。

(四)其他

脑动脉粥样硬化、脑底异常血管网症、血液病(如白血病、血小板减少性紫癜、再生障碍性贫血、红细胞增多症、血友病、镰状细胞病等)、抗凝及溶栓治疗。

二、临床表现

出血的临床表现不一,主要取决于出血的量和出血部位,若出血的部位在脑干,即使出血量不大,病情也比较危急。

(一)临床特点

(1)脑出血常见于 50 岁以上患者,男性多于女性,冬春季易发,常有高血压病史。

(2)多在情绪激动或活动中突然发病,发病后病情常于数分钟至数小时内达到高峰。

(3)脑出血发病后血压常明显升高,并出现头痛、呕吐伴不同程度的意识障碍,如嗜睡或昏迷等。

(二)根据出血部位和出血量不同分类

1.基底核区出血

(1)壳核出血:最常见,占脑出血的 50%～60%,系豆纹动脉尤其是其外侧支破裂所致,壳核出血最常累及内囊而出现偏瘫、偏身感觉障碍及偏盲,还可出现双眼球向病灶对侧同向凝视不能;优势半球受累可有失语。出血量小(<30 mL)时,临床症状轻,预后较好;出血量较大(>30 mL)时,临床症状重,可出现意识障碍,诱发脑疝导致死亡。

(2)丘脑出血:占脑出血的 10%～15%,系丘脑膝状体动脉和丘脑穿通动脉破裂所致,常有对侧偏瘫、偏深感觉障碍,通常感觉障碍重于运动障碍。深浅感觉均受累,而深感觉障碍更明显。可有特征性眼征,如上视不能或凝视鼻尖、眼球偏斜或分离性斜视、眼球汇聚障碍和无反应性小瞳孔等。小量丘脑出血致丘脑中间腹侧核受累可出现运动性震颤和帕金森综合征样表现;累及丘脑底核或纹状体可呈偏身舞蹈-投掷样运动;优势侧丘脑出血可出现丘脑性失语、精神障碍、认知障碍和人格改变。

(3)尾状核头出血:较少见,多由高血压动脉硬化和血管畸形破裂所致,一般出血量不大,多经侧脑室前角破入脑室。常有头痛、呕吐、颈强直、精神症状,神经系统功能缺损症状并不多见,故临床酷似蛛网膜下腔出血。

2.脑叶出血

占脑出血的 5%～10%,常由脑动脉畸形、血管淀粉样病变、血液病等所致。出血以顶叶最常见,其次为颞、枕、额叶,也有多发脑叶出血病例。如额叶出血可有偏瘫、尿便障碍、Broca 失语、摸索或强握反应等;颞叶出血可有 Wernicke 失语、精神症状、对侧上象限盲、癫痫;枕叶出血可有视野缺损;顶叶出血可有偏身感觉障碍、轻偏瘫、对侧下象限盲,非优势半球受累可有构象障碍。

3.小脑出血

约占脑出血的 10%,多由小脑上动脉分支破裂所致。常有头痛、呕吐、眩晕和共济失调明显,起病突然,可伴有枕部疼痛。出血量较少者,主要表现为小脑受损症状,如患侧共济失调、眼震和小脑语言等,多无瘫痪;出血量较多者,尤其是小脑蚓部出血,病情迅速进展,发病时或病后 12～24 小时内出现昏迷及脑干受损征象,双侧瞳孔缩小如针尖样、呼吸不规则等。暴发型则常突然昏迷,在数小时内迅速死亡。

4.脑干出血

(1)脑桥出血:约占 10%,多由基底动脉脑桥支破裂所致,出血灶多位于脑桥基底部与被盖部之间。大量出血(血肿＞5 mL)累及双侧被盖部和基底部,常破入第四脑室,患者迅速出现昏迷、双侧针尖样瞳孔、呕吐咖啡样胃内容物、中枢性高热、中枢性呼吸障碍、眼球浮动、四肢瘫痪和去大脑强直发作等。小量出血可无意识障碍,表现为交叉性瘫痪和共济失调性瘫痪,两眼向病灶侧凝视麻痹或核间性眼肌麻痹。

(2)中脑出血:少见,常有头痛、呕吐、意识障碍,轻症表现为一侧或双侧动眼神经不全麻痹、眼球不同轴、同侧肢体共济失调;重症表现为深昏迷,四肢弛缓性瘫痪,可迅速死亡。

(3)延髓出血:更为少见,临床表现为突然意识障碍,影响生命体征,如呼吸、心跳、血压改变,继而死亡。

5.脑室出血

占脑出血的 3%～5%,分为原发性和继发性脑室出血。原发性脑室出血多由脉络丛血管或室管膜下动脉破裂所致,继发性脑室出血是指脑实质出血破入脑室。常有头痛、呕吐,严重者出现意识障碍如深昏迷、脑膜刺激征、针尖样瞳孔、眼球分离斜视或浮动、四肢迟缓性瘫痪及去脑强直发作、高热、呼吸不规则、脉搏和血压不稳定等症状。临床上易误诊为蛛网膜下腔出血。

三、治疗

治疗原则为安静卧床、脱水降颅压、调整血压、防治继发出血、加强护理,防止并发症、以挽救生命,降低死亡率、残疾率和减少复发。

(一)内科治疗

1.一般治疗

卧床休息,保持呼吸道通畅,吸氧,鼻饲,预防感染等。

2.调控血压

急性期脑出血患者的血压一般比平时高,是由于脑出血后颅内压增高,为保证脑组织供血的代偿性变化。当颅内压下降时血压也下降,因此脑出血急性期一般不应用降压药物降血压。当收缩压超过 200 mmHg 或舒张压超过 110 mmHg,可适当给予作用温和的药物。急性期后,血压持续过高时可系统的应用降压药。

3.控制脑水肿

急性期用 20% 甘露醇;病情比较平稳时可用甘油果糖、呋塞米。

4.止血药和凝血药

仅用于并发消化道出血或有凝血障碍时。

(二)手术治疗

通常下列情况考虑手术治疗。

(1)基底核区中等量以上出血(壳核出血≥30 mL、丘脑出血≥15 mL)。

(2)小脑出血≥10 mL 或直径≥3 cm,或合并明显脑积水。

(3)重症脑室出血(脑室铸型)

(4)合并脑血管畸形、动脉瘤等血管病变。

四、护理评估

(一)病史

1.起病情况

是否在活动时发病;有无诱因;有无剧烈头痛、喷射性呕吐、打呵欠、嗜睡或烦躁不安等颅内压增高的表现。

2.病因与危险因素

患者是否有高血压、动脉粥样硬化、血液病或有脑卒中的家族史,是否进行过溶栓、抗凝的治疗以及目前用药情况。

3.既往史和个人史

患者是否有除危险因素以外的其他病史,如外伤史、手术史、肿瘤、过敏或中毒等。了解患者的生活方式与饮食习惯等。

(二)身体评估

评估患者的意识状态、瞳孔的变化;语言障碍及其程度;有无肢体瘫痪,肌力肌张力如何;有无吞咽困难及饮水呛咳;有无排便、排尿障碍;有无脱水征和营养失调;脑膜刺激征和病理反射是否阳性。

(三)辅助检查

CT 扫描是诊断脑出血的首选方法,评估头部 CT 检查是否呈均匀高密度影像;MRI 检查脑干和小脑的出血病灶,但对急性脑出血诊断不及 CT;MRA、DSA 是否发现脑血管畸形、血管瘤等病变;脑脊液压力有无增高,颜色是否正常;血常规、血液生化、凝血功能、心电图检查和胸部 X 线摄片检查有无异常。

(四)心理-社会评估

评估患者及家属对疾病的认识及对患者的支持,患者有无焦虑、恐惧心理等。

五、护理措施

(一)急性意识障碍的护理

1.休息与安全

急性期绝对卧床休息(进食和二便均在床上)2～4 周,床头抬高 15°～30°,以减轻脑水肿。恢复期遵医嘱复查 CT,根据血肿吸收恢复情况,逐步变换体位,可由卧位至坐位,再由坐位至立位,由立位至床边短暂活动,最后离床短距离行走,总之应循序渐进,不可因突然的体位变化或体位变化幅度过大而加重出血甚至诱发二次出血。保持环境的安静整洁,严格限制探视,避免情绪激动和各种刺激,各项治疗护理操作集中进行,防止血压波动加重病情。谵妄、躁动患者加保护性床档,必要时给约束带适当约束,使用时需家属知情同意并签字。

2.病情监测

严密观察病情变化,判断昏迷程度,定时测量生命体征、意识、瞳孔并详细记录,使用脱水药物时注意监测尿量与水电解质的变化,防止低钾血症和肾功能受损。

3.生活护理

(1)给予高蛋白、高维生素、低盐、低脂的清淡易消化饮食;吞咽障碍的患者,遵医嘱留置胃管,给予鼻饲饮食,注意防止误吸。

(2)每2小时更换体位一次,肥胖或消瘦患者应增加翻身次数,条件允许可使用气垫床,但一定要告诉患者家属使用气垫床不能代替翻身,防止压疮发生;更换体位时动作要轻柔,尽量减少头部的搬动幅度,可以考虑采用"轴线翻身",防止加重出血。

(3)保持床单位的整洁、舒适,做好口腔护理、皮肤护理和大小便护理,每天床上擦浴1～2次。

(4)指导患者不能用力排便,便秘时酌情给予缓泻剂或灌肠促进排便,防止因用力排便诱发二次出血。

(5)保持肢体功能位置,指导并协助肢体被动运动,防指关节僵硬、挛缩或畸形。

(二)潜在并发症

1.脑疝

(1)发生意识障碍时,立即取平卧位,头偏向一侧,防止舌后坠,利于分泌物流出。

(2)立即建立静脉通道,遵医嘱快速给予脱水剂如20％甘露醇250～500 mL静脉滴注,降低颅内压。

(3)保持呼吸道通畅,持续吸氧。及时清除呼吸道分泌物,必要时准备气管切开。

(4)密切观察神志、瞳孔、生命体征等变化。

(5)脑疝诊断未明确或一般情况不佳不宜大手术时,协助脑室穿刺。

(6)对拟行手术患者做好术前准备,以便及时手术。

2.上消化道出血

(1)病情监测:注意观察患者有无上腹部疼痛、上腹部饱胀不适、恶心、呕吐、黑便等症状和体征。鼻饲的患者每次鼻饲前先回抽胃液,并观察胃液的颜色、性质和量,如为咖啡色或血性,提示发生出血;如大便呈黑色或柏油样,亦提示有出血,应留取胃液或粪便标本做潜血试验。护士工作要有预见性,对有应激性溃疡危险的患者,尽早留置胃管,监测潜血试验结果,指导患者取侧卧位,或平卧位头偏向一侧,防止呕吐物误入呼吸道引起窒息或吸入性肺炎。观察患者有无面色苍白、口唇发绀、呼吸急促、烦躁不安、皮肤湿冷、血压下降等失血性休克的表现,一旦出现立即报告医师,建立静脉通道,遵医嘱予补充血容量、止血、抗休克处理。

(2)饮食护理:出血期间遵医嘱禁食,出血停止后给予清淡、易消化、无刺激性、营养丰富的饮食,如面条、蛋羹等。避免刺激、粗糙、干燥的食物,如馒头、坚果等。温度适宜,少量多餐,防止损伤胃黏膜。

(三)用药护理

(1)脱水利尿药、降压药、止血药注意用药安全,密切观察患者用药后反应。

(2)使用抗生素时要详细询问过敏史,进行过敏试验,保证用药安全。

(3)镇静类药物对呼吸有抑制作用,应防止因用药而产生呼吸抑制。

(4)静脉补充钾、钠时应遵从补钾"不宜过早、不宜过浓、不宜过快、不宜过多"的原则,防止输入高渗药物产生静脉炎,若发生静脉炎,可使用50%硫酸镁热湿敷。

(四)康复护理

脑出血后只要患者的生命指征平稳、病情不再进展,应尽早进行康复护理。早期分阶段综合康复、治疗、护理对恢复患者的神经功能、提高生活质量有益。

(五)心理护理

对于意识清楚的患者,护士应关注其心理状况,做好心理护理,鼓励其树立战胜疾病的信心;意识障碍的患者,护士应安慰指导其家属,取得配合,关心支持患者,争取早日康复。

六、健康指导

(1)避免诱因:避免用力、情绪激动等外加因素,指导患者尽量避免使血压骤然升高的各种因素,情绪稳定,避免过度喜悦、愤怒、焦虑、恐惧、感伤等不良心理,建立健康的生活方式,保证充足睡眠,适当运动,避免体力或脑力的过度劳累和突然用力过猛,养成定时排便的习惯,保持大便通畅,避免用力排便,戒烟限酒。

(2)控制高血压:遵医嘱正确服用降压药,维持血压稳定。

第三节 癫 痫

癫痫是多种原因导致的脑部神经元高度同步化异常放电所致的临床综合

征,由于大脑中神经元异常放电的部位不同,临床表现各不相同。临床上每次发作或每种发作的过程称为痫性发作。一个患者可有一种或数种形式的痫性发作。在癫痫发作中,一组具有相似症状和体征特性所组成的特定癫痫现象称为癫痫综合征。

一、病因

癫痫不是独立的疾病,而是一组疾病或综合征,引起癫痫的病因非常复杂,根据病因学不同,癫痫可分为 3 类。

(一)症状性癫痫

由各种明确的中枢神经系统结构损伤或功能异常所致,如脑外伤、脑血管病、脑肿瘤、中枢神经系统感染、寄生虫、遗传性代谢疾病、药物和毒物等。

(二)特发性癫痫

原因不明,未发现脑部有足以引起癫痫发作的结构性损伤或功能异常,可能与遗传因素密切相关,常在某一特定年龄段起病,具有特征性临床及脑电图表现。如伴中央颞区棘波的良性儿童癫痫、家族性颞叶癫痫等。

(三)隐源性癫痫

临床表现提示为症状性癫痫,但现有的检查手段不能发现明确的病因。其占全部癫痫的 60%～70%。

二、影响癫痫发作的因素

包括年龄、遗传因素、睡眠、内环境改变。

三、临床表现

癫痫的临床表现极为复杂,但均具有以下特点。

(一)发作性

即症状突然发生,持续一段时间后迅速恢复,间歇期正常。

(二)短暂性

即发作持续时间非常短,通常为数秒钟或数分钟,除癫痫持续状态外,很少超过半小时。

(三)重复性

即第一次发作后,经过不同间隔时间会有第二次或更多次的发作。

(四)刻板性

刻板性指每次发作的临床表现几乎一致。

四、癫痫分类

目前应用最广泛的是国际抗癫痫联盟(ILAE)1981年癫痫发作分类(表5-1),癫痫发作分为部分性发作、全面性发作和不能分类的发作。

表 5-1　国际抗癫痫联盟(ILAE,1981 年)癫痫发作分类

1.部分性发作
 1.1 单纯部分性发作
  部分运动性发作
  部分感觉性发作
  自主神经性发作
  神经症状性发作
 1.2 复杂部分性发作
 1.3 部分性发作继发全面性发作
  单纯性发作继发全面性发作
  复杂部分性发作继发全面性发作
  单纯部分性发作继发复杂部分性发作再继发全面性发作
2.全面性发作
 2.1 失神发作
  典型失神发作
  不典型失神发作
 2.2 强直性发作
 2.3 阵挛性发作
 2.4 强直阵挛性发作
 2.5 肌阵挛发作
 2.6 失张力发作
3.不能分类的发作

五、治疗

(一)癫痫治疗的目标

完全控制癫痫发作,没有或最少的药物不良反应,保证患者的生活质量。

(二)病因治疗

明确病因者首先行病因治疗,如颅脑肿瘤,需要用手术方法切除肿物;中枢神经系统感染者,控制感染;寄生虫感染者,需要抗寄生虫方法治疗。

(三)药物治疗原则

(1)患者在一年内有 2 次以上发作可酌情用单药治疗,多次发作或发生过癫痫持续状态的患者,应早期、合理、长期规律用药。

(2)从单一药物开始,从小剂量开始,逐渐加量。如药物剂量已达到最大有效血药浓度而仍不能控制发作者再加第 2 种药物。

(3)抗癫痫药物的选择应根据发作的类型、药物不良反应大小。

(4)偶尔发病、EEG 异常而无癫痫症状及 5 岁以下每次发作都伴有发热的儿童,一般不用抗癫痫药物。

(5)服用抗癫痫药物须坚持规律服药,不能突然停药,在医师指导下减药。

(四)手术治疗

风险高,要严格掌握适应证。

六、护理评估

(一)健康史

了解起病情况,首次发作年龄,大发作前是否有"先兆";发作过程、发作频率;询问患者是否服用抗癫痫药物治疗,服药是否规律,监测血药浓度是否达标及其服药效果;首次发病年龄是否在 20 岁以前;有无发作诱因、有无家族史;有无头颅外伤史、中枢神经系统感染史或中枢神经系统肿瘤;有无饮酒嗜好、睡眠是否规律等。

(二)身体状况

评估患者的意识状态、瞳孔大小及对光反射;评估有无舌咬伤、尿便失禁;评估有无定向力、记忆力、判断力的改变;评估患者有无高热、精神刺激等诱因;评估有无与癫痫相关的疾病史;评估癫痫发作频率、持续和间隔时间。

(三)辅助检查

脑电图是诊断癫痫最重要的辅助检查方法,对发作性症状的诊断有很大价值。

(四)心理-社会评估

了解患者的情绪,患者担心疾病会影响家庭、婚姻、社交等。

七、护理措施

(一)一般护理

发作时和发作后应卧床休息;建立良好的生活习惯,保持充足的睡眠,做到劳逸结合;减少精神刺激,如避免长时间看电视、上网、沐浴,尽量不去歌舞厅、游戏厅,禁忌游泳、蹦极、蒸汽浴等。

(二)病情观察

密切观察发作过程中有无瞳孔散大、血压升高、呼吸暂停、牙关紧闭等;观察患者发作的类型,记录发作持续时间和频率;有无大小便失禁、舌咬伤及其他外伤等;观察停止发作后患者意识是否恢复,有无呼吸困难、头痛、行为异常等不适症状。

(三)用药护理

1.常用抗癫痫药物

包括卡马西平、丙戊酸钠、苯妥英钠等。癫痫发作常用药物首选地西泮,$10\sim20$ mg缓慢静脉滴注(每分钟不超过 2 mg)。

2.药物治疗的注意事项

(1)抗癫痫药物不可停服,如因忘记而漏服,一般可在下一次服药时补上。

(2)缓释片不可以研碎服用。

(3)服药期间应定期检查血常规、肝功能、血红蛋白等,随时观察有无抗癫痫药物毒副反应的发生。

(4)停药时应遵循缓慢减量原则,一般完全控制发作 $4\sim5$ 年后考虑减药,减药需要 2 年内缓慢减量,直至停药。

(5)癫痫发作时应用地西泮,给药速度宜慢并观察患者的呼吸,出现呼吸抑制应立即停止注射,必要时给予呼吸兴奋剂。

(四)癫痫发作时的护理

(1)发作时护理人员要迅速到患者床旁并及时通知其他医护人员,对于全面性强直-阵挛发作的患者,应尽快移开周围可能对患者造成伤害的东西,或将患者放置于安全的地方,以免患者受到伤害。

(2)勿强行移动患者。

(3)护理人员应积极采取抢救措施,将患者取平卧位,头偏向一侧,及时清除口鼻分泌物,保持呼吸道通畅。取下义齿,必要时使用压舌板,防止舌咬伤。如患者出现舌后坠,可使用舌钳将舌拖出,防止阻塞呼吸道。必要时,备好床旁吸引器和气管切开包。及时记录发作情况和抢救过程。

(4)肢体抽搐时,勿用力按压或屈曲肢体,以免造成意外伤害。

(5)发作结束后,将患者置于侧卧位,以改善呼吸情况。

(6)不能在患者完全恢复之前给予进食饮水,以防止患者发生误吸。

(五)安全护理

患者发作时立即解开患者的衣领腰带,取下活动性义齿,及时清除口鼻腔内的分泌物,保持呼吸道通畅,防止舌咬伤,置压舌板于上下白齿之间。不得强行按压患者的肢体,防止发生骨折。在病情未得到有效控制时,应防止外伤发生;安排好患者生活,避免各种诱发因素;患者不能参加有危险的活动,如登高、驾驶、游泳及在火炉旁作业等。

(六)饮食护理

不宜过饥过饱,饮食应规律,戒烟、酒、咖啡。多食富含蛋白质、维生素的食物。

(七)心理护理

应帮助患者树立战胜疾病的信心,让患者面对现实,采取积极应对方式,配合长期药物治疗。

八、健康指导

(一)疾病知识指导

告知患者疾病的病因、诱发因素、疾病的特点等;规范化服用抗癫痫药物;癫痫对患者的职业、婚姻等各方面的影响;如何自我管理癫痫;日常生活的注意事项;如何急救等知识。

(二)用药指导

(1)遵医嘱服药:坚持长期规律服药,切忌突然停药、减药、漏服药及自行换药。

(2)定期复查:血药浓度、血常规、肝功能、肾功能。

(3)停药时机与方法:患者应在医师指导下服药和停药,停药前应有一个缓慢减量的过程,一般不少于一年。

(4)抗癫痫药物应餐后服用,以减少胃肠道反应;口服抗癫痫药物对肝、肾功能损害大,应服用护肝药物。

(三)饮食指导

患者建立良好的饮食习惯,忌辛辣刺激性食物。保持大便通畅,避免饥饿或过饱,戒除烟、酒、咖啡。

(四)日常生活指导

指导患者保持良好的生活规律,避免过度劳累、睡眠不足、情绪激动等诱发因素。指导患者注意安全,建议患者选择适当的工作,禁止从事攀高、游泳、驾驶等职业及可能危及生命的工种,不宜参加剧烈运动和重体力劳动。

第四节 病毒性脑膜炎

病毒性脑膜炎是一组由各种病毒感染引起的脑膜急性炎症性疾病。临床以发热、头痛和脑膜刺激征为主要表现。

一、病因

85%～95%的病毒性脑膜炎由肠道病毒引起。最常见的 3 种致病病毒为脊髓灰质炎病毒、柯萨奇病毒 A 和 B、埃可病毒等。肠道病毒主要经粪-口传播,少数经呼吸道分泌物传播。

二、临床表现

(1)本病在夏秋季高发,儿童多见,成人也可患病。多为急性或亚急性起病,有发热、头痛、恶心、呕吐、畏光、肌痛、食欲减退、腹泻和全身乏力等,并可有脑膜刺激征。

(2)临床表现可因患者的年龄、免疫状态、病毒种类及亚型的不同而异,如幼儿可出现发热、呕吐、皮疹等症状,而颈强直轻微或缺如;手-足-口综合征常发生于肠道病毒 71 型脑膜炎,非特异性皮疹见于埃可病毒 9 型脑膜炎。

三、治疗

药物治疗主要是对症治疗、支持治疗和防治并发症。对症治疗如剧烈头痛可用止痛药,抗病毒治疗可缩短病程和减轻症状,癫痫发作可首选卡马西平或苯妥英钠,脑水肿可适当应用脱水药。目前针对肠道病毒感染临床上应用或试验性使用的药物有免疫血清球蛋白和抗微小核糖核酸病毒药物。

四、护理评估

(一)健康史

1.起病情况

了解患者是否有发热、周身不适等前驱症状,是否有腹痛、腹泻、咽痛、皮疹、腮腺炎等病毒感染症状,是否有剧烈头痛、恶心、呕吐及脑膜刺激征。

2.病因与危险因素

发病前是否患呼吸道疾病及肠道疾病,是否有鼻窦炎、中耳炎、拔牙后感染,发病前是否患有面部疖肿、痈等。

3.既往病史

既往身体状况、免疫状态。

4.生活方式与饮食习惯

有无不良生活习惯,如是否缺乏体育锻炼、是否食用不洁食物等。

(二)身体状况

1.一般状态

监测生命体征即血压、脉搏、呼吸、体温情况;观察患者有无意识障碍,有无认知、情感和意志行为方面的异常,如错觉、幻觉、情感淡漠等。

2.头颈部检查

观察双侧瞳孔的大小及对光反射情况,是否有颈部强直。

3.神经反射

是否有深浅感觉、腱反射异常,有无病理反射及脑膜刺激征。

(三)辅助检查

评估脑脊液常规检查及免疫学检查结果。

(四)心理-社会评估

评估患者及家属对疾病的认识程度,家庭经济状况,患者的心理反应,家属对患者的关心程度及治疗的支持情况。

五、护理措施

(一)一般护理

1.病室环境

提供安静环境,避免声、光刺激。

2.促进舒适

内衣以棉质、宽松、舒适为宜,床单保持清洁、干燥。

3.做好基础护理

给予口腔护理,防止感染。

(二)病情观察

1.监测指标

严密观察患者的意识、瞳孔及生命体征的变化,积极配合医师治疗,给予降低颅内压的药物,减轻脑水肿引起的头痛、恶心、呕吐等,防止脑疝的发生。保持呼吸道通畅,及时清除呼吸道分泌物,定时叩背、吸痰,预防肺部感染。

2.头痛的监测

评估患者头痛的性质、程度及规律,查看患者恶心、呕吐等症状是否加重。患者头痛时,嘱其卧床休息,改变体位时动作要缓慢。讲解减轻头痛的方法,如深呼吸、生物反馈治疗等。

3.呕吐的监测

观察患者呕吐的特点,记录呕吐的次数,呕吐物的性质、量、颜色、气味。遵医嘱给予止吐药,指导患者少量、多次饮水;剧烈呕吐不能进食或严重水电解质紊乱时,给予外周静脉营养;准确记录 24 小时出入量,观察患者有无失水征象,依失水程度不同,患者可出现软弱无力、口渴、皮肤黏膜干燥和弹性减低、尿量减少、尿比重增高等表现。

(三)用药护理

(1)使用脱水药物时,要保证药物滴注时间、剂量准确,注意观察患者的反应及皮肤颜色、弹性的变化,记录 24 小时出入量,注意监测肾功能。

(2)应用阿昔洛韦时注意监测患者有无谵妄、皮疹、震颤及血清转氨酶暂时增高等不良反应。

(四)高热的护理

1.病室环境

保持空气流通,室温维持在 20～23.9 ℃,湿度在 20％～70％之间。

2.活动

指导患者卧床休息,减少活动,缓解头痛、肌痛等症状。

3.补液

鼓励患者多饮水,必要时静脉补液。

4.监测体温变化及伴随症状

每 4 小时监测体温一次,体温超过 37.5 ℃时,及时给予物理降温或药物降温,并记录降温效果。严密监测发热类型及伴随全身中毒症状的程度。对年老体弱及伴有心血管疾病者要防止出现虚脱或休克现象。

5.基础护理

做好口腔护理和皮肤护理。

(五)安全的护理

1.病室环境

保持病室环境安静整洁,光线适中,治疗及护理尽量集中进行,限制家属探视。危险物品应远离患者,床单位有保护性床栏。

2.抽搐、躁动的护理

抽搐发作时应立即松开衣领和裤带,取下活动性义齿,及时清除口鼻腔分泌物,保持呼吸道通畅;放置压舌板于上下臼齿之间,防止舌咬伤;当患者谵妄躁动时,可在其家属知情同意下给予约束,勿强行按压肢体。

(六)饮食护理

给予营养丰富的饮食,如鸡蛋、牛奶、豆制品、瘦肉等,有利于增强抵抗力;长期卧床的患者易引起便秘,应多食粗纤维食物,如芹菜等;应用脱水剂期间,鼓励患者多食含钾高的食物如香蕉、橘子等;不能经口进食者,遵医嘱给予鼻饲。

六、健康指导

(一)疾病知识指导

帮助患者及家属了解病因及相关疾病知识,指导掌握本病的防治措施和自我护理方法,发现异常要及时就医。

(二)用药指导

甘露醇为脱水药物,应快速滴注,不可随意调节滴速,讲解静脉输注脱水药物后尿量增多是正常现象,消除患者的焦虑情绪。

(三)饮食指导

多食瘦肉、鱼、豆制品、水果、蔬菜等高蛋白和高维生素食物。

（四）日常生活指导

养成良好的生活习惯,饮食有规律。指导家属消毒隔离知识,养成良好的生活习惯,加强体育锻炼,增强体质。

第五节　重症肌无力

重症肌无力是一种神经-肌肉接头传递功能障碍的获得性自身免疫性疾病,主要由于神经-肌肉接头突触后膜上乙酰胆碱受体受损引起。

一、病因

临床研究发现70%的重症肌无力患者胸腺肥大,10%～15%的患者合并胸腺瘤,4%的患者有家族史,因此多数学者认为本病是一种与胸腺异常有关的自身免疫性疾病,并与遗传因素有关。

二、临床表现

本病可见于任何年龄,小至数月,大至70～80岁。发病年龄有两个高峰:20～40岁发病者女性多于男性,约为3:2;40～60岁发病者以男性多见,多合并胸腺瘤。少数患者有家族史。常见诱因有感染、手术、精神创伤、过度疲劳、全身性疾病、妊娠、分娩等,有时可以诱发重症肌无力危象。

（一）受累骨骼肌病态疲劳

肌肉连续收缩后出现严重无力甚至瘫痪,休息后症状减轻。肌无力于下午或傍晚因劳累后加重,晨起或休息后减轻,此种波动现象称"晨轻暮重"。

（二）受累肌肉的分布和表现

全身骨骼肌均可受累,多以脑神经支配的肌肉最先受累。肌无力常从一组肌群开始,范围逐渐扩大。首发症状常为一侧或双侧眼外肌麻痹,如上睑下垂、斜视和复视,重者眼球运动明显受限,甚至眼球固定,但瞳孔括约肌不受累。面部肌肉和口咽肌受累时出现表情淡漠、苦笑面容;连续咀嚼无力、饮水呛咳、吞咽困难;说话带鼻音、发音障碍。累及胸锁乳突肌和斜方肌时则表现为颈软、抬头困难,转颈、耸肩无力。四肢肌肉受累以近端无力为重,表现为抬臂、梳头、上楼梯困难,腱反射通常不受影响,感觉正常。

(三)重症肌无力危象

重症肌无力危象指呼吸肌受累时出现咳嗽无力甚至呼吸困难,需用呼吸机辅助通气,是致死的主要原因。

(四)胆碱酯酶抑制剂治疗有效

这是重症肌无力一个重要的临床特点。

(五)病程特点

起病隐匿,整个病程有波动,缓解与复发交替。晚期患者休息后不能完全恢复。多数病例迁延数年至数十年,靠药物维持。少数病例可自然缓解。

三、治疗要点

(一)药物治疗

(1)抗胆碱酯酶药物:溴吡斯的明、溴新斯的明。

(2)肾上腺皮质激素。①冲击疗法:适用于住院危重病例、已用气管插管或呼吸机者。甲泼泥龙 1 g 静脉滴注,每天 1 次,连用 3～5 天。②小剂量递增法:从小剂量开始隔天每天早晨顿服泼尼松 20 mg,每周递增 10 mg,直到服用 60～80 mg。长期应用激素者应注意激素的不良反应:胃溃疡出血、血糖升高、库欣综合征、股骨头坏死、骨质疏松等。

(3)免疫抑制剂:环磷酰胺、硫唑嘌呤、环孢素 A。

(4)禁用和慎用药物:氨基糖苷类抗生素、新霉素、多黏菌素、巴龙霉素等可加重神经-肌肉接头传递障碍;奎宁、奎尼丁等药物可以降低肌膜兴奋性;另外吗啡、地西泮、苯巴比妥、苯妥英钠、普萘洛尔等药物也应禁用或慎用。

(二)血浆置换法

应用正常人血浆或血浆代用品置换重症肌无力患者的血浆,以去除患者血液中的 AChR 抗体,其效果仅维持 1 周左右,需重复进行。

(三)淋巴细胞置换法

定期应用正常人血淋巴细胞替代患者血中产生 AChR 抗体的淋巴细胞,疗效短暂。

(四)手术和放射治疗

对年轻女性、病程短、进展快的患者可行胸腺摘除术,对年龄较大、不宜手术者可行胸腺放射治疗。

（五）危象的处理

应尽快改善呼吸功能，有呼吸困难者应及时行人工呼吸，对呼吸骤停者应立即行呼吸机辅助呼吸。

（1）肌无力危象：为最常见的危象，由抗胆碱酯酶药量不足所致，注射依酚氯铵或新斯的明后如症状减轻则可诊断。

（2）胆碱能危象：非常少见。由抗胆碱酯酶药物过量所致，可静脉注射依酚氯铵 2 mg，如症状加重则应立即停用抗胆碱酯酶药物，待药物排除后可重新调整剂量。

（3）反拗危象：由于患者对抗胆碱酯酶药物不敏感而出现严重的呼吸困难，依酚氯铵实验无反应，此时应停止抗胆碱酯酶药物，对气管插管或气管切开的患者可采用大剂量类固醇激素治疗，待运动终板功能恢复后再重新调整抗胆碱酯酶药物剂量。

四、护理评估

（一）健康史

1.起病情况
询问起病时间、方式、病程、肌无力特点及分布区域。

2.病因与危险因素
了解患者的年龄、性别、有无家族史、有无诱发因素。多数患者初次发病一般没有明显诱因，部分患者或复发患者可先有感染、过度疲劳、精神创伤、妊娠和分娩史。

3.既往病史
询问患者既往的健康状况和过去曾经患过的疾病；是否有胸腺增生或胸腺瘤，重症肌无力 80％以上的患者胸腺不正常，65％胸腺增生，10％～20％患者为胸腺瘤且好发于年龄较大者。

4.生活方式与饮食习惯
注意是否缺乏体育锻炼及不合理饮食；是否平时抵抗力低，容易感冒；生活是否规律，有无烟酒嗜好。

5.其他
患者的一般状况，如睡眠、二便、营养状况等。

(二)身体状况

1.生命体征

监测体温、脉搏、呼吸、血压是否异常,重点评估患者的呼吸形态,防止因呼吸肌麻痹而窒息,有无发生重症肌无力危象的危险。

2.意识状态

评估患者有无意识障碍,其类型和严重程度。

3.头颈部检查

评估两侧瞳孔的大小、对光反射是否灵敏;评估视野有无缺损,有无眼球运动受限、眼睑下垂和闭合不全;有无饮水呛咳、吞咽困难和咀嚼无力等。

4.四肢躯干检查

检查有无肢体运动和感觉障碍;评估肢体无力程度,检查四肢肌力、肌张力和关节活动。

5.神经反射

腱反射是否异常,是否有病理反射。

(三)辅助检查

评估神经肌肉电生理检查有无异常;评估胸腺 CT、MRI 检查有无胸腺增生和肥大;评估血、尿、脑脊液检查结果是否阳性;常规肌电图及神经传导速度是否正常;有无 T_3、T_4 升高;部分患者抗核抗体和甲状腺抗体阳性。

(四)心理-社会评估

评估患者及家属对疾病的了解,评估经济状况、家属对患者的关心程度等。

五、护理措施

(一)一般护理

1.活动与休息

指导患者充分休息,避免疲劳,活动适宜选择清晨、休息后或肌无力症状较轻时进行,自我调节活动量,以省力和不感疲劳为原则。

2.生活护理

肌无力症状明显时,应协助做好洗漱、进食、个人卫生等生活护理,保持口腔清洁,防止外伤和感染等并发症。

(二)病情观察

密切观察病情:注意呼吸频率、节律与深度的改变,观察有无呼吸困难加重、发绀、咳嗽无力、唾液和喉头分泌物增多等现象;六联观察;避免感染、手术、情绪波动、过度紧张等诱发肌无力危象的因素;掌握肌无力危象的表现,随时做好抢救准备。

(三)用药护理

严格遵医嘱给予口服药物,避免因服药不当而诱发肌无力危象和胆碱能危象。应用抗胆碱酯酶药物时密切观察有无恶心、呕吐、腹痛、腹泻、出汗、流涎等不良反应;应用糖皮质激素期间要注意观察有无消化道出血、骨质疏松、股骨头坏死等并发症,应摄入高蛋白、低糖、含钾丰富的食物,必要时服用抑酸剂、胃黏膜保护剂;应用免疫抑制剂的患者加强保护性隔离,减少医源性感染。

(四)危象护理

(1)鼓励患者咳嗽和深呼吸,及时吸痰,清除口腔和鼻腔分泌物,遵医嘱给予氧气吸入,备好新斯的明、人工呼吸机等抢救药品和器材,尽快解除危象,必要时气管插管、气管切开和人工辅助呼吸。

(2)应用机械通气后,须严格执行气管插管、气管切开的护理常规。

(3)依不同类型的危象采用不同的处理方法,严格执行用药时间和剂量,配合医师合理使用药物,同时进行对症治疗,尽快解除危象。

(五)心理护理

由于病程长且易复发,影响患者正常生活,患者精神负担重,易出现悲观、恐惧,护士应对患者做好心理护理,鼓励患者树立战胜疾病的信心。

(六)饮食护理

给予高热量、高蛋白、高维生素,富含钾钙的软食或半流食,避免干硬和粗糙食物。进食时尽量取坐位,进餐前充分休息或服药 15～30 分钟后产生药效时进餐,进餐时给患者充足的时间,鼓励患者少量多餐,细嚼慢咽,重症患者给予鼻饲饮食,必要时遵医嘱给予静脉营养。

(七)康复护理

1.语言康复训练

鼓励患者多与他人交流,并为其准备笔、纸、画板等交流工具,指导患者采用文字形式或肢体语言表达需求。

2.躯体移动障碍

注意摆放肢体功能位,注意体位变换、床上运动训练、坐位训练、站立训练、步行训练、平衡共济训练等。

六、健康指导

(一)疾病知识指导

避免感染、精神创伤、过度疲劳、妊娠、分娩等,以免加重病情,甚至诱发重症肌无力危象。重症肌无力一般预后较好,但重症肌无力危象的死亡率较高,特别1~2 年内,易发生肌无力危象。

(二)用药指导

介绍所用药物的名称、剂量、常见不良反应等,指导患者遵医嘱正确服用抗胆碱酯酶药物,避免漏服、自行停服和更改剂量,防止因用药不足或过量而诱发危象发生或加重病情。因其他疾病就诊时应主动告知患有本病,以避免误用药物而加重病情。

(三)饮食指导

创造安静的就餐环境,减少不利因素。指导患者进食高蛋白、高维生素、高热量、富含钾、钙的软食,避免干硬或粗糙食物。了解患者的吞咽情况和进食能力,发现患者进食少、体重减轻或消瘦、皮肤弹性差时及时就诊。

(四)日常生活指导

生活有规律,保证充分休息和充足睡眠,养成良好的生活习惯,多注意眼睛的休息,减少看电视的时间,劳逸结合,增强体质,预防感冒。

第六章　普外科常见病的护理

第一节　甲状腺癌

甲状腺的功能有合成、储存和分泌甲状腺，主要参与人体物质和能量的代谢，通过调节控制体系维持机体正常的生长、发育和代谢功能。

甲状腺疾病分为恶性肿瘤和良性疾病。甲状腺癌是最常发生的甲状腺恶性肿瘤，约占各种癌症的1％，多见于女性。

一、病理

病理分类包括：①乳头状癌；②滤泡状癌；③未分化癌；④髓样癌。

二、临床表现

甲状腺内肿块逐渐增大、质硬、表面高低不平、吞咽时肿块移动度减小。未分化癌的上述症状进展快，晚期还可出现声音嘶哑、呼吸困难或吞咽困难等症状。

三、辅助检查

(1)影像学检查：①甲状腺超声检查；②X线检查；③喉镜检查。

(2)放射性核素扫描。

(3)细针穿刺细胞学检查。

四、处理原则及治疗要点

手术切除是各型甲状腺癌(除未分化癌)的基本治疗方法，根据患者情况再辅以其他疗法。

五、护理评估

(一)术前评估

(1)健康史和相关因素。

(2)身体状况。①局部:肿块与吞咽运动的关系;肿块大小、形状、质地和活动度;生长速度;颈部有无肿大淋巴结。②全身:肿瘤压迫的症状等;骨和肺转移征象;消化及心脏功能;伴有其他内分泌腺体的增生。

(3)辅助检查:包括甲状腺功能的相关检查。

(3)了解和评估患者的心理状态,尤其对围术期的认知程度。

(二)术后评估

(1)一般情况评估:意识、切除范围、术后生命体征、引流等。

(2)呼吸和发声评估:及时发现存在呼吸困难和发声不畅的状况,以利于早期发现并发症。

六、护理措施

(一)术前护理

1.心理护理

加强沟通,告知疾病有关知识,说明手术的必要性、手术方法、术后恢复过程及预后情况,消除其焦虑和恐惧。

2.术前准备

(1)常规术前准备:①向患者及家属讲解各项检查及处置的意义,消除焦虑情绪,取得配合;②教会患者有效咳嗽、翻身;③术前嘱患者禁食、禁水,取下手表、义齿、饰品等,更换清洁病服。

(2)专科术前准备:①完成术前检查及准备;②指导患者头后仰垫高肩颈部体位练习。

(二)术后护理

(1)体位和引流:回病室待麻醉清醒后床头可摇高30°左右,既舒适又便于引流。观察引流液的颜色、量、性质,保持通畅,若出现创面渗血情况,及时予以更换敷料。如短时间内引流出新鲜血液100 mL,则提示有活动性出血,立即告知医师,并配合床边抢救。

(2)保持呼吸道通畅:鼓励和协助患者进行深呼吸和有效咳嗽,当痰液黏稠不易咳出时,可给予雾化吸入以利稀释痰液。因切口疼痛无法正常排痰者,遵医嘱适当给予镇痛药。

(3)病情观察:严密监测生命体征,注意有无并发症发生。判断有无呼吸困难、声音嘶哑、音调降低、误咽和呛咳等。观察创面渗血情况。

(4)饮食:病情平稳或麻醉清醒后,给少量温水或凉水。

(5)遵医嘱补充水、电解质。

(三)并发症

1.呼吸困难和窒息

多发生于术后 48 小时内,是最危急的并发症。

2.喉返神经损伤

可导致失声或呼吸困难,严重可发生窒息,需立即行气管切开术。

3.喉上神经损伤

可引起声调降低、误咽或呛咳,一般理疗后可自行恢复。

4.手足抽搐

发生于术后 1～2 天,由术中损伤甲状旁腺所致。

七、健康教育

(一)术后宣教

1.颈部活动

指导患者术后不要长时间低头,短期内禁止头过度后仰。

2.心理疏导

进行个体化心理疏导。

(二)出院指导

按要求定期复诊。

第二节　乳腺癌

乳腺癌是女性发病率最高的恶性肿瘤之一,也是女性病死率极高的癌症之一。男性患乳房肿瘤者极少,发病率为女性的 1%。

一、病因

乳腺癌的病因尚不清楚。目前认为与以下列因素有关：激素作用、家族史、月经婚育史、乳腺良性疾病、肥胖、环境和生活方式。

二、临床表现

(一)常见乳腺癌

1.乳房肿块

(1)早期：表现为患侧乳房出现无痛性、单发小肿块，多位于乳房外上象限，质硬、表面不光滑，分界模糊，活动度差。

(2)晚期：乳腺癌发展至晚期可出现以下情况。①肿块活动度差；②卫星结节、铠甲胸；③皮肤破溃。

2.乳房外形改变

外形改变包括酒窝征、乳头内陷和橘皮征。

3.转移途径

转移途径包括淋巴转移和血行转移。

(二)特殊类型的乳腺癌

1.炎性乳腺癌

发病率低，年轻女性多见。表现类似急性炎症，病变开始比较局限，短期内即扩展到乳房大部分皮肤，常可累及对侧乳房。

2.乳头湿疹样乳腺癌

少见。病变在乳头，乳头和乳晕皮肤伴有红色皮疹如湿疹样，进而形成破溃；部分患者于乳晕区可扪及肿块。本病恶性程度低，腋窝淋巴结转移较晚。

三、辅助检查

(一)影像学检查

1.X 线检查
钼靶。

2.彩超检查
能清晰显示肿块的形态和质地，鉴别囊性或实性病灶及血液供应情况。

3.磁共振成像检查
软组织分辨率高，能辨别病灶形态学特征、血流动力学情况。

（二）活组织病理检查

目前常用细针穿刺进行细胞学检查。

四、处理原则及治疗要点

手术治疗为主,辅以化学药物、内分泌、放射、靶向等治疗措施。

五、护理评估

（一）术前评估

（1）健康史:既往是否患乳房良性肿瘤、有无家族史等。

（2）身体状况。①局部:乳房形状、大小是否对称;皮肤有无红、肿、局限性隆起、凹陷及橘皮样改变;乳头和乳晕是否有糜烂,乳头是否在同一水平,近期有无一侧乳头内陷;浅表静脉是否扩张;乳房肿块和周围组织的关系。②全身:评估有无癌症转移征象,如锁骨上、腋窝等部位淋巴结状况。③了解和评估患者的心理变化,尤其了解患者和家属对疾病的认知能力、手术的承受能力及术后康复知识的掌握情况。

（二）术后评估

皮瓣和切口愈合情况,皮下积液、患侧上肢情况,患肢功能锻炼计划的实施及肢体功能恢复程度。

六、护理措施

（一）术前护理

（1）心理护理:患者面对生命受到恶性肿瘤的威胁、乳房缺失导致外形缺损、术后各种治疗的不良反应、婚姻生活可能受到影响等问题容易产生焦虑、恐惧等心理反应,多与患者沟通,倾听其心声,有针对性地进行心理疏导。

（2）终止妊娠或哺乳以减轻激素的作用。

（3）术前准备:①备皮;②教会患者深呼吸、有效咳嗽、翻身及疼痛评分方法,练习床上排尿、排便;③术前嘱患者禁食、禁水,取下手表、义齿、饰品等,更换清洁病服。

（二）术后护理

（1）体位:麻醉清醒后可取自由体位,有利于呼吸和引流。

（2）病情观察并及时记录。

（3）伤口护理:手术部位胸带加压包扎,帮助皮瓣贴紧胸壁。包扎时间为7～

10 天,期间告知患者瘙痒时不可将手指伸入敷料下搔抓。

(4)引流管护理。①保持有效负压吸引:负压压力大小要适宜,过高可导致引流管瘪陷及吸掉结痂,过低则由引流无效而导致皮下积液、积血。②妥善固定引流管:活动时 2 个引流瓶利用收纳袋收纳,避免脱管。③保持引流通畅:防止引流管受压和扭曲。④观察引流液的颜色和量并记录。⑤拔管:术后 5～8 天,24 小时的引流液少于 10 mL,即可考虑拔管。

(5)患侧上肢肿胀的护理。①避免损伤:禁止在患侧上肢做任何处置。②保护患侧上肢:术后早期平卧时患肢下方垫枕抬高 10°～15°,离床活动时,他人扶健侧;患肢下垂不可过久。③促进肿胀消退:按摩患侧上肢或进行肘关节以下部位活动。

(6)患侧上肢功能锻炼。

锻炼方法包括以下几种。①术后 24 小时内:可握拳、屈腕、活动前臂等锻炼。②术后 1～3 天:首先锻炼患侧上肢,可屈肘、伸臂,逐步进行肩关节的小范围前屈、后伸运动(前屈<30°,后伸<15°)。③术后 4～7 天:鼓励患者用患侧手进行简单的生活照顾,如洗脸、刷牙、进食等。④术后 1～2 周:术后 1 周皮瓣基本愈合后,开始以肩部为中心,前后摆臂。术后 10 天左右循序渐进地做抬高患侧上肢、手指爬墙等锻炼。循序渐进加大活动范围。

注意事项:①指导患者根据实际情况做功能锻炼,以 3～4 次/天、20～30 分/次为宜,逐渐增加内容。②患肢上举要保持脊柱直立,以有效锻炼患肢上举能力。③有下列情况应适当延迟运动肩关节并减少运动量:腋下积液或皮瓣未充分与胸部贴合者;术后第 3 天腋窝引流量≤60 mL/24 h 者;近腋窝处皮瓣有缺血性坏死者。④告诉患者最佳训练时间,出院至 3 个月以内,避免肌肉萎缩和瘢痕挛缩发生,影响肢体功能。

七、健康教育

(1)活动:避免患侧上肢负重,预防继发性淋巴水肿。

(2)避孕:术后 5 年内避孕。

(3)坚持放、化疗:放疗期间应注意保护患肢皮肤完整,避免蚊虫叮咬。化疗期间定期检查血常规,减少感染机会;加强营养,食用低脂肪的食物,避免肥胖。

(4)乳房定期检查:术后患者应每月自查,在月经干净后的 7～10 天进行。

(5)佩戴义乳或假体。

第三节 腹外疝

腹外疝是腹部外科较为常见的疾病,腹外疝一般可分为腹股沟疝(占90%)、股疝(占3%~5%)、切口疝、脐疝、白线疝、造口旁疝、腰疝(特别罕见)等。腹股沟疝分为斜疝(儿童和成年人易发,占腹股沟疝发病率的85%~95%)和直疝(老年人易发,占腹股沟疝发病率的5%~15%)。腹股沟疝更易发于右侧,且男性发病率远高于女性。医学统计数据表明,女性和男性腹股沟疝的发病率之比约为1:15。

一、病因

腹股沟疝的病因与腹壁强度以及腹内压力密切相关,腹壁强度降低和腹内压力增高都有可能引发腹股沟疝。

(一)腹壁强度降低

腹壁强度降低通常可分为3种情形。

(1)腹壁先天形成的薄弱部位,如脐环和脐血管交汇处、股管和股动静脉交汇处、腹股沟管与精索或子宫圆韧带的交汇处等。

(2)腹壁发育不全的部位,如发育不全的腹白线处。

(3)后天因素造成的腹壁强度降低,如外伤、感染、手术切口愈合不良等。

(二)腹内压增高

(1)腹内压增高的因素比较复杂,不同人群腹内压增高的原因各不相同,如经常啼哭会造成儿童腹内压力增高,妊娠可能会造成女性腹内压力增高,腹水、排尿困难、慢性咳嗽和便秘等症状则是造成成年人腹内压力增高的常见原因。

(2)腹内压增高既能引起腹壁解剖结构的病理性变化,又能使腹腔内器官在腹部缺损处或薄弱部位突出,进而形成疝。

二、分类及临床表现

(一)腹股沟斜疝

腹股沟斜疝共分为4种。

1.易复性斜疝

腹股沟区有肿块,偶伴有胀痛感。肿块通常在患者劳动、咳嗽、行走或站立时出现,肿块可降至阴囊或大阴唇,平卧时可用手将疝块回纳。

2.难复性斜疝

胀痛感稍重于易复性斜疝,且该类斜疝的疝块不能完全回纳。

3.嵌顿性斜疝

疝块突然增大,且伴疼痛,无法自行回纳。如处理不及时,可能会发展为绞窄性斜疝。

4.绞窄性斜疝

绞窄性斜疝是一种临床症状较为严重的斜疝。在发生肠襻坏死穿孔时,疼痛会有所缓解,但并不提示病情好转。长时间绞窄,有引发脓毒症的可能。

(二)腹股沟直疝

直立时疝囊突出,不伴有疼痛或其他症状。平卧时多可自行回纳,极少发生嵌顿。常见于年老体弱者。

三、辅助检查

腹股沟疝的辅助检查手段包括实验室检查、影像学检查及透光试验。

(一)实验室检查

实验室检查可分为血常规检查和粪便检查。血常规检查主要检查白细胞计数和中性粒细胞比例,疝内容物继发感染时会升高。粪便检查主要检查隐血试验和白细胞计数。若隐血试验呈阳性或粪便中出现白细胞,则可能是疝内容物发生继发感染。

(二)影像学检查

X线检查可见肠梗阻征象说明可能是嵌顿性斜疝或绞窄性斜疝。

(三)透光试验

用透光试验检查肿块,因疝块不透光,故腹股沟斜疝呈阴性,而鞘膜积液多透光(呈阳性),可以此鉴别。

四、处理原则及治疗要点

腹股沟疝最有效的治疗是手术修补。

(一)手术治疗

(1)传统的疝修补术。

(2)无张力疝修补术。

(3)经腹腔镜疝修补术。

(二)非手术治疗

(1)棉线束带法或绷带压深环法。

(2)医用疝带的使用。

(3)嵌顿性疝的处理。

五、护理评估

(一)观察疝块

疝块发生的具体部位、是否突出、能否回纳、有无压痛感,以及疝块的大小和质地等。

(二)肠梗阻症状及诱因

肛门停止排便、排气,腹部绞痛、恶心和呕吐。

(三)腹膜刺激征象

腹肌紧张、反跳痛和压痛。

(四)感染征象

发热、脉搏细速和血压下降等。

(五)水、电解质平衡

水、电解质平衡是否紊乱。

(六)检查结果

检查结果包括阴囊透光试验结果、血常规及粪便隐血试验结果、腹部 X 线检查结果。

六、护理措施

(一)非手术治疗的护理

1.卧床休息

腹腔内容物在患者离床活动时易脱出,造成疝嵌顿,建议患者使用疝带压住疝环口;疝块较大的患者多卧床休息,尽量减少活动。

2.消除引起腹内压升高的因素

患者因妊娠、腹水、排尿困难、慢性便秘和咳嗽等可能引起腹内压升高的因素而暂不行手术者,应控制症状,积极治疗原发病。指导患者多吃蔬菜,多饮水,养成良好的排便习惯。指导患者戒烟及预防呼吸道感染等。

(二)术前护理

(1)戒烟、戒酒,预防感冒,女性月经期给予预告。

(2)向患者及家属讲解各项检查及处置的意义,减少其对手术的焦虑及恐惧的心理反应,取得配合。

(3)教会患者深呼吸、有效咳嗽,练习床上排尿、排便。

(4)术前嘱患者禁食、禁水,取下手表、义齿、饰品等,更换清洁病服。

(5)嘱咐患者在术前加强腹壁肌肉的锻炼,尤其是疝复发、腹壁肌肉薄弱或年老体弱的患者。

(6)阴囊及会阴部的皮肤准备在术前半小时完成,需特别注意勿划破皮肤。若发现患者有炎症表现,如毛囊炎等,必要时应暂停手术。

(7)为防止患者术后排便困难和腹胀,针对便秘患者,给予术前灌肠,充分清除肠内积粪。

(8)为防止术中误伤患者膀胱,嘱患者手术前充分排尿。

(三)嵌顿性斜疝/绞窄性斜疝的护理

1.病情观察

高度警惕患者发生嵌顿疝的可能,若患者腹痛明显、疝块不能回纳腹腔、明显增大、触痛明显且发硬,立即报告医师,并配合处理。

2.护理

若患者因为疝嵌顿或绞窄,造成患者出现肠梗阻等紧急情况,应做好急症手术准备。对患者采用手法复位可能出现剧烈疼痛,可遵医嘱注射哌替啶或吗啡,让患者镇静,给患者松弛腹肌和镇痛。手法复位后 24 小时内注意观察患者腹部有无腹膜炎或肠梗阻,严密注意患者生命体征。

(四)术后护理

1.休息与活动

术后当天取平卧位,髋关节微屈,并在膝下垫一软枕。从第 2 天开始患者可改为半卧位。卧床期间患者可以活动肢体并多翻身。患者下床活动的时间为术后 3～5 天(传统疝修补术)或术后第 2 天(无张力疝修补术)。巨大疝、绞窄性疝、复发性疝患者及年老体弱患者下床活动时间应适当推迟。

2.饮食护理

术后 6～12 小时观察肠蠕动情况。排气后,若无恶心、呕吐等症状,患者可适当进流食,次日患者感觉良好可适当进软食或普食。

3.防止腹内压升高

患者受凉易引起咳嗽,需嘱咐患者注意防寒保暖;因患者咳嗽时的震动会造成切口疼痛,严重者还可能撕裂切口,需指导患者在咳嗽时用手掌按压。便秘者应避免用力排便,可服用缓泻药物,保持患者排便通畅。有尿潴留者,必要时可进行导尿。

(五)并发症观察护理

1.阴囊水肿

阴囊是否出现肿胀情况需密切观察,若出现水肿,可将阴囊用丁字带托起。

2.切口感染

需仔细观察阴囊部的血肿和出血,切口红、肿、疼痛等;可用盐袋对切口适当加压,防止切口出现血肿;抗生素在术后应合理应用;及时更换切口处污染或脱落的敷料;切口敷料保持干燥清洁。

七、健康教育

(一)疾病宣教

(1)向患者介绍腹外疝产生的各种诱因,根据患者实际情况告知其患腹外疝的可能原因,说明手术治疗腹外疝的必要性。

(2)尽可能解除患者及其家属心中的顾虑,使其配合治疗。

(3)无张力疝修补术需使用补片材料,向拟采用该方案的患者介绍手术的优点和费用。

(4)对嵌顿/绞窄性疝患者进行抗感染治疗,纠正患者的酸碱、水和电解质平衡,指导患者行胃肠减压术、禁食。此外,还应做好急症手术的准备。

(二)出院指导

1.活动指导

出院患者活动量应逐渐增加,但在 3 个月内应避免提举重物或从事重体力劳动。

2.饮食指导

饮食合理,养成良好的排便习惯,保持排便通畅。

3.防止复发

应避免用力排便、剧烈咳嗽等容易增加腹内压的动作。

4.定期随访

定期复查,若疝复发,及早治疗。

第四节 原发性肝癌

原发性肝癌是我国和某些亚非地区的常见癌症,病死率很高。肝癌可发生于任何年龄,男性比女性多见,我国中位年龄为 40~50 岁。

一、病因

(一)肝硬化

肝癌合并肝硬化的发生率很高,我国有报道高达 90% 以上。

(二)病毒性肝炎

临床中肝癌患者常有急、慢性肝炎,肝硬化病史。

(三)黄曲霉毒素

主要是黄曲霉毒素 B_1,来源于霉变的玉米和花生。

(四)其他

饮水污染也是诱发因素之一。

二、临床表现

(一)症状

早期一般无任何症状,如出现以下症状,多为中、晚期。

1.肝区疼痛

最常见和最主要症状,约半数以上患者以此为首发症状,多为右上腹或中上腹持续隐痛、胀痛或刺痛,夜间或劳累后加重。

2.消化道症状

表现为食欲减退、腹胀、恶心、呕吐、腹泻等,由于这些症状缺乏特异性,易被忽视,晚期患者可会出现恶病质。

3.全身症状

消瘦乏力,早期不明显,晚期体重呈进行性下降,可伴有贫血、腹水、出血和水肿等恶病质表现。还可出现发热,多为 37.5～38 ℃,个别高达 39 ℃,抗生素无效。

4.伴癌综合征

较少见,主要有红细胞增多症、低血糖、高钙血症和高胆固醇血症。

(二)体征

1.肝大与肿块

为中晚期肝癌最常见体征。肝呈进行性肿大,表面有明显结节,质硬有压痛,表面高低不平,可随呼吸上下移动。

2.黄疸和腹水

见于晚期患者。

(三)其他

1.肝外转移

如发生肺、骨、脑等肝外转移,可呈现相应部位临床症状。

2.合并肝硬化者

常有肝掌、脾大、蜘蛛痣、腹水和腹壁静脉曲张等肝硬化门静脉高压表现。

3.并发症

上消化道出血、肝性脑病、癌肿破裂出血、肝肾综合征及继发感染等。

三、治疗

治疗原则应早诊断、早治疗,早期手术切除是目前治疗肝癌最有效的方法,小肝癌的手术切除率可达 80％以上,术后 5 年生存率达 75％以上。

(一)非手术治疗

(1)局部消融治疗:主要包括射频消融、微波消融、冷冻消融等。

(2)肝动脉栓塞化疗:是一种介入治疗,对于不能手术的晚期肝癌,此疗法为首选。

(3)放射治疗:肿瘤较局限、无远处广泛转移而又不宜手术切除者。

(4)免疫治疗和基因治疗。

(5)中医中药治疗。

(6)系统治疗:包括分子靶向药物治疗和系统治疗。

(二)手术治疗

1.肝切除术

遵循彻底性和安全性 2 个原则。

2.不能切除肝的手术

可根据具体情况,作液氮冷冻、激光气化、微波治疗或射频治疗等。

3.根治性手术后肝癌复发术

肝癌根治性切除术后 5 年复发率在 50％以上。若再次复发,病灶局限,患者能耐受手术情况下,可再实施手术。

4.肝移植

原发性肝癌是肝移植的指征之一,疗效高于肝切除术,但术后易复发。

四、护理评估

(一)术前评估

1.健康史

(1)一般资料:如性别、年龄、婚姻、职业及经济状况,是否居住于肝癌高发区。

(2)病因和相关因素:有无肝炎、肝硬化及其他疾病;了解患者饮食习惯和生活习惯,有无进食黄曲霉菌的食物;有无亚硝胺类致癌物质接触史等;家族成员中有无肝癌或其他肿瘤病史。

(3)既往史:有无癌肿和手术史;有无其他系统伴随疾病。

2.身体状况

(1)局部:有无肝大、肝区压痛、上腹部肿块等。肿块的大小、部位,质地是否较硬,表面是否光滑。是否肝浊音界上移等。

(2)全身:是否有腹水、黄疸等体征;有无消瘦表现;有无上消化道出血、肝性脑病等。

(3)辅助检查:了解患者甲胎蛋白水平、血清酶谱、肝炎标志物等检查结果,以及 B 超、CT 和 MRI 检查有无证实肝占位。

3.心理-社会状况

评估患者对疾病的认知程度、心理承受能力、家庭和社会的支持情况。

(二)术后评估

了解麻醉、手术术式、术中情况、术后生命体征、各引流管状况等,有无并发症发生。

五、护理措施

(一)术前护理

1.心理护理

与其他癌症患者一样,患者内心极其紧张、焦虑、害怕,尤其大多数肝癌患者因长期乙肝和肝硬化病史心理负担更为严重,再加之癌症的诊断,对患者和家属都是及其致命的打击,护士应该多与患者交谈以深入了解其内心想法与感受,给予疏导。

2.饮食护理

加强患者营养,保护肝功能。对于肝功能良好者,宜给予高蛋白、高热量、高维生素、低脂易消化的饮食;肝功能严重受损者,应补充支链氨基酸,适当限制蛋白质的摄入;对肝功能不良伴严重腹水者,严格限制钠的摄入。

3.疼痛护理

(1)评估疼痛发生时间、性质、部位、诱因和程度,对症治疗。

(2)止痛治疗:按照三级止痛原则给予镇痛药物,指导患者分散注意力的方法。

4.保肝治疗

嘱患者保证充足的睡眠,给予支链氨基酸治疗,或保肝药物治疗,避免使用巴比妥类、盐酸氯丙嗪等有损肝脏的药物。

5.活动与体位

腹水严重影响呼吸者给予半卧位,巨块型肝癌患者慎采用右侧卧位,避免剧烈咳嗽、用力排便等腹压增高的因素。

6.维持体液平衡

对肝功能不良伴腹水者,严格控制水和钠的摄入量,同时遵医嘱合理补液与利尿,注意纠正低钾血症等水电解质失调,准确记录每小时出入量。

7.预防出血

(1)改善凝血功能:术前3天给予维生素K_1肌内注射,适当补充血浆和凝血因子,改善凝血功能,预防术中、术后出血。

(2)癌肿破裂出血:告诫患者尽量避免导致癌肿破裂的诱因,如剧烈咳嗽、用力排便、不受外力撞击等。

(3)应用H_2受体阻断剂,预防应激性溃疡出血。

(4)加强腹部体征观察:若患者突然主诉腹痛剧烈,伴腹膜刺激征,应高度怀疑癌瘤破裂出血,做好抢救准备。

8.术前准备

除按常规腹部手术前准备外,根据患者肝切除手术大小准备充足的血和血浆,做好术中物品准备,如化疗药物、止血药物、预防性抗生素等。术前 3 天进行肠道准备,甲硝唑、液状石蜡口服。手术前清洁灌肠,以减少氨的来源和消除术后可能发生肝性脑病的诱发因素。

(二)术后护理

1.活动与体位

术后 6 小时若病情允许可取半卧位,一般不鼓励患者早期活动,术后 24～48 小时内静卧休息。

2.疼痛护理

根据肝功能情况给予止痛药物,尽量避免使用对肝功能有损伤的药物,同时做好心理安抚。

3.切口和引流管的护理

保持伤口敷料清洁、干燥和固定。引流管应妥善固定,确保有效引流。

4.饮食护理

肛门排气后当天,嘱患者进少量水,无不适主诉,次天进食流质、半流质,逐步过渡到普通饮食,少量多餐。

5.并发症预防及护理

(1)出血:肝切除术后常见并发症之一。因此,术后应注意观察和预防出血,术后 48 小时内设有专人护理,观察生命体征变化,尤为注意血压的动态变化,若血压在短时间内突然下降,脉率加快,应提示是否有出血发生。

(2)肝性脑病。①病情观察:若患者出现性格行为变化,如欣快感、表情淡漠或扑翼样震颤等前驱症状是肝性脑病早期表现;②吸氧:半肝以上切除的患者,需间歇吸氧 3～4 天,以提高氧的供给,保护肝功能;③避免肝性脑病的诱因:如上消化道出血、感染、便秘、高蛋白饮食,应慎用麻醉剂、镇静催眠药等,禁用肥皂水灌肠;④用药护理:口服新霉素或卡那霉素,以抑制肠道细菌繁殖,有效减少氨的产生;⑤给予含支链氨基酸的制剂或溶液。

(3)膈下积液及脓肿:是肝切除后一种严重并发症,术后引流不畅或引流管拔出过早,导致残肝旁积液、积血,或肝断面坏死组织及渗漏胆汁积聚造成膈下积液,如果继发感染则形成膈下脓肿。

(4)胆汁漏:严密观察伤口敷料,切口有无胆汁渗出或腹腔内引流液有无含

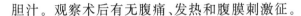

胆汁。观察术后有无腹痛、发热和腹膜刺激征。

6.介入治疗(肝动脉插管化疗)的护理

(1)介入治疗前准备:向患者解释介入治疗的目的、方法及治疗的重要性;注意出凝血时间及血常规、肝肾功能、心电图等检查结果,判断有无禁忌证;穿刺处皮肤准备;术前禁食 4 小时,备好一切所需物品及药品。

(2)介入治疗后的护理。①导管护理:妥善固定和维护导管,严格遵守无菌原则。②预防出血:术后嘱患者取平卧位,术后 24～48 小时卧床;穿刺处沙袋加压 1 小时,穿刺侧肢体制动 6 小时;严密观察穿刺侧肢体皮肤的颜色、温度及足背动脉搏动,注意穿刺点有无出血现象;拔管后局部加压 15 分钟,24 小时卧床休息防止出血。③栓塞后综合征的护理:肝动脉栓塞化疗后多数患者可出现发热、肝区疼痛、恶心、呕吐、心悸、白细胞下降等,称为栓塞后综合征,给予对症处理。④并发症防治与护理:密切观察生命体征和腹部体征,肝动脉栓塞化疗可造成肝细胞坏死,加重肝功能损害,应注意观察患者的意识状态、黄疸程度,注意补充高糖、高能量营养素,积极给予保肝治疗,防止肝功能衰竭。

六、健康指导

(一)心理护理

鼓励患者树立战胜疾病的信心,配合医护人员的治疗和护理。

(二)疾病指导

注意防治肝炎,不吃发霉食物,定期检查身体,早发现早治疗。

(三)饮食指导

多吃含高热量、优质蛋白、富含维生素和纤维素的食物,多食新鲜蔬菜、水果,以清淡易消化为宜。若有腹水、水肿,应控制钠盐摄入。

(四)休息与活动

患者应注意休息,如果体力许可,可作适当活动或参加部分工作,要劳逸结合。嘱患者要保持大便畅通,防止便秘,可适当用缓泻剂,预防血氨升高。

(五)自我观察和定期复查

出院后嘱患者及家属应注意有水肿、体重减轻、出血倾向、黄疸和乏力等症状应及时就诊。要定期随访,第 1 年每 1～2 个月复查甲胎蛋白(AFP)、B 超和胸片,以便早期发现复发或转移迹象。

第五节　阑尾炎

阑尾炎是指发生在阑尾的炎症反应,分急性阑尾炎和慢性阑尾炎。急性阑尾炎是指阑尾发生的急性炎症反应,是常见的外科急腹症之一;慢性阑尾炎是发生于阑尾的慢性炎症变化。

一、病因

(一)急性阑尾炎

(1)阑尾管腔阻塞是最常见原因。①淋巴滤泡增生(约占60%);②粪石阻塞(约占35%);③异物、食物残渣、蛔虫等(少见);④阑尾管腔细小(少见)。

(2)细菌入侵:多为肠道内各种革兰阴性杆菌和厌氧菌。

(二)慢性阑尾炎

多由急性阑尾炎转变而来,部分可因阑尾腔内粪石、虫卵等异物,或阑尾扭曲、粘连,淋巴滤泡过度增生等导致阑尾管腔变窄而发生慢性炎症变化。

二、临床表现

(一)急性阑尾炎

1.常见症状

(1)转移性右下腹痛:疼痛多开始于上腹部或脐周,位置不固定,数小时(6~8小时)后转移并固定于右下腹。①单纯性阑尾炎表现为轻度隐痛;②化脓性阑尾炎呈阵发性胀痛和剧痛;③坏疽性阑尾炎则表现为持续性剧烈腹痛;④穿孔性阑尾炎患者可因阑尾腔内压力骤降而出现腹痛暂时缓解的现象,并发腹膜炎后,疼痛又呈持续加剧。

(2)胃肠道反应:早期患者可出现厌食、恶心和呕吐,部分患者还可发生腹泻和便秘。①盆位阑尾炎时,炎症刺激直肠和膀胱,引起排便次数增多,里急后重和尿痛。②弥漫性腹膜炎时可引起麻痹性肠梗阻,表现为腹胀、排便排气减少等症状。患者早期仅有乏力、低热。炎症加重可出现全身中毒症状,如寒战、高热、脉速、烦躁不安或反应迟钝等;若发生化脓性门静脉炎还可引起轻度黄疸。

2.体征

(1)右下腹压痛:急性阑尾炎的重要体征。压痛点通常位于麦氏点,压痛的程度与病变程度相关,若炎症加重,压痛范围亦随之扩大。

(2)腹膜刺激征:包括腹肌紧张、压痛、反跳痛、肠鸣音减弱或消失等。但小儿、老人、孕妇、肥胖、虚弱者或盲肠后位阑尾炎等腹膜刺激征不明显。

(3)右下腹包块:查体扪及压痛性包块,固定、边界清晰,应考虑阑尾炎性肿块或阑尾周围脓肿。

(二)特殊类型急性阑尾炎的临床特点

1.新生儿急性阑尾炎

临床不多见,早期可有厌食、呕吐、腹泻及脱水等症状,无明显发热。由于新生儿不能提供病史,穿孔率在 $50\%\sim85\%$,病死率也高。

2.小儿急性阑尾炎

儿童常见的急腹症之一。临床特点:病情重且发展快,早期即出现高热、呕吐等症状;右下腹体征不明显;穿孔及其他并发症的发生率较高,死亡率亦较高。

3.妊娠期急性阑尾炎

较常见,多发生在妊娠期的前 6 个月。临床特点如下。

(1)压痛点上移。

(2)腹肌紧张、压痛、反跳痛不明显。

(3)大网膜难以包裹阑尾,致腹膜炎不易局限而引起腹腔内扩散。

(4)炎症刺激子宫易致流产或早产,威胁母子安全。

4.老年人急性阑尾炎

(1)临床表现轻。

(2)病理改变重,易致阑尾缺血、坏死或穿孔。

(3)并发症多,常合并心脑血管疾病、呼吸系统疾病、糖尿病等。

5.AIDS/HIV 感染的急性阑尾炎

由于此类患者免疫功能缺陷或异常,其症状和体征不典型,常易被延误诊断和治疗。

(三)慢性阑尾炎

1.症状

既往多有急性阑尾炎发作病史,多不典型,表现为右下腹经常疼痛。

2.体征

可有阑尾部位局限性轻度压痛,位置较固定。

三、治疗

(一)非手术治疗

适用于不同意手术的单纯性阑尾炎、急性阑尾炎诊断尚未确定、病程已超过72小时、炎性肿块或阑尾周围脓肿已形成等有手术禁忌证者。治疗措施：选择有效的抗生素和补液治疗等。

(二)手术治疗

1.急性单纯性阑尾炎

阑尾切除术或腹腔镜阑尾切除术。

2.急性化脓性或坏疽性阑尾炎

阑尾切除术。

3.穿孔性阑尾炎

阑尾切除术＋腹腔冲洗＋腹腔引流。

4.阑尾周围脓肿

非手术治疗，3个月后行阑尾切除术。

5.慢性阑尾炎

诊断明确后需行阑尾切除术。

四、护理评估

(一)术前评估

1.健康史

(1)一般情况：了解患者的年龄、职业、生育史等；评估饮食习惯，有无不洁饮食史；发病前有无剧烈运动，有无急性肠炎及肠道蛔虫症等。

(2)现病史：评估腹痛的特点、部位、程度、性质、疼痛持续的时间及腹痛的诱因等。

(3)既往史：有无消化性溃疡、右肾及右输尿管结石、妇科疾病及急性胆囊炎等；有无心血管、肺部、肾脏等方面的疾病。

2.身体状况

(1)局部。评估腹痛部位和特点：麦氏点有无压痛、反跳痛及肌紧张，有无转移性右下腹痛。腹痛的性质：是胀痛还是绞痛，是阵发性疼痛还是持续性疼痛等。

(2)全身：有无发热、乏力、恶心、呕吐及腹泻等症状。

3.辅助检查

有无白细胞计数和中性粒细胞比例升高,腹部 X 线平片是否提示盲肠和回肠末端扩张等。

4.心理-社会状况

了解患者患病后的心理状态和患者及家属对治疗措施的知晓程度。

(二)术后评估

评估患者麻醉方式和手术方式、术中情况、切口愈合情况,是否发生并发症。

五、护理措施

(一)非手术治疗的护理/术前护理

1.病情观察

定时测量生命指征;观察患者的腹部症状和体征,非手术治疗期间,出现右下腹痛加剧、发热、白细胞计数和中性粒细胞比例升高,应做好急诊手术准备。

2.体位

协助患者采取半卧位或斜坡卧位,以减轻腹壁张力,有助于缓解疼痛。

3.避免肠内压力增高

非手术治疗期间,予以禁食,必要时给予胃肠减压,以减轻腹胀和腹痛。

4.控制感染

遵医嘱应用有效抗菌药,控制感染。

5.镇痛

对诊断明确的剧烈疼痛患者,可遵医嘱给予解痉或止痛药。

6.并发症的观察和护理

(1)腹腔脓肿:以阑尾周围脓肿最常见,也可在盆腔、膈下或肠间隙等处形成脓肿。

(2)门静脉炎:少见,急性阑尾炎时细菌栓子脱落进入阑尾静脉中,导致门静脉炎。

7.急诊手术准备

拟急诊手术者应紧急做好备皮、输液等术前准备。

(二)术后护理

1.密切监测病情变化

监测生命指征并准确记录,观察患者腹部体征变化。

2.体位

硬膜外麻醉平卧 6 小时后,血压、脉搏平稳者改为半卧位。

3.腹腔引流管的护理

妥善固定引流管,防止受压、扭曲、堵塞等,确保有效引流,防止因引流不畅而致积液或脓肿。

4.饮食护理

肠蠕动恢复前暂禁食,肛门排气后,逐步恢复饮食。

5.抗生素的应用

术后应用有效抗生素,控制感染,预防并发症发生。

6.活动

鼓励患者术后 6 小时离床活动,减少肠粘连的发生。

7.并发症的观察和护理

(1)出血:多因阑尾系膜结扎线松脱而引起系膜血管出血。一旦发生出血,应立即输血、补液、紧急手术止血。

(2)切口感染:阑尾切除术后最常见的并发症,见于术后 2~3 天,切口部位出现红肿、压痛、波动感,且伴体温升高。

(3)粘连性肠梗阻:与局部炎性渗出、手术损伤和术后长期卧床等因素有关。

(4)阑尾残株炎:阑尾切除时若残端保留过长超过 1 cm,术后残株易复发炎症。

(5)粪瘘:少见,术后数天内见切口处排出粪臭分泌物,经换药等非手术治疗后经换药非手术治疗,多可自行闭合,少数需手术治疗。

六、健康指导

(一)社区预防指导

指导健康人群保持良好的饮食卫生及生活习惯,餐后不做剧烈运动。

(二)疾病知识指导

向患者介绍阑尾炎的治疗和护理相关知识,告知术后康复的相关知识及配合要点。

(三)出院后监测

指导患者出院后,如出现腹痛、腹胀等不适及时就诊;阑尾周围脓肿未手术的患者,应嘱其 3 个月后再次入院行阑尾切除术。

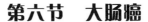

第六节 大肠癌

一、疾病概述

(一)概念

大肠癌是消化道最常见的恶性肿瘤之一,包括结肠癌及直肠癌。结肠癌以41～50 岁发病率最高,近年来结肠癌在世界范围内的发病率呈明显上升且有多于直肠癌的趋势,而直肠癌的发病率基本稳定。大肠癌的发病率随年龄的增加而逐步上升,尤其以 60 岁以后大肠癌的发病率及病死率均显著增加。在我国,直肠癌比结肠癌发病率略高,比例为(1.2～1.5):1;中低位直肠癌所占直肠癌比例高,约为 70%;青年人(<30 岁)比例较高,占 12%～15%。

(二)相关病理、生理

1.大体分型

(1)隆起型:肿瘤主体向肠腔内突出,呈结节状、菜花状或息肉状隆起,大的肿块表面易发生溃疡。此型恶性程度较低,预后最好。

(2)溃疡型:最为常见。肿瘤中央形成较深的溃疡,溃疡底部深达或超过肌层。此型转移早,恶性程度高。

(3)浸润型:肿瘤沿肠壁各层呈浸润生长,易引起肠腔狭窄、梗阻。此型转移早,预后最差。

2.组织学分型

主要有腺癌、黏液癌、未分化癌。其中腺癌最多见,未分化癌预后最差。

3.转移途径

大肠癌可通过直接浸润、淋巴转移、血行转移和种植转移 4 种途径扩散和转移。其中淋巴转移是大肠癌最常见的转移途径。

4.临床病理分期

目前常用的是国际抗癌联盟(UICC)和美国肿瘤联合会(AJCC)于 2003 年修改的 TNM 分期及我国 1984 年提出的 Dukes 改良分期,以后者更为简化,应用方便。Dukes 改良分期法如下。

(1)A:癌肿局限于肠壁,3 个分期 A1(癌肿侵及黏膜或黏膜下层),A2(癌肿侵及肠壁浅肌层),A3(癌肿侵及肠壁深肌层)。

(2)B:癌肿穿透肠壁或侵及肠壁外组织,尚能整块切除,无淋巴转移。

(3)C:癌肿侵及肠壁任何一层,但有淋巴转移。

(4)D:有远处转移或腹腔转移或广泛浸润,侵及邻近脏器。

(三)病因与诱因

大肠癌的确切病因尚不清楚,根据流行病学调查和临床观察发现与下列因素有关。

1.饮食习惯

大肠癌的发生与高脂肪、高蛋白和低纤维饮食有一定相关性。此外,过多摄入腌制及油煎炸食品可增加肠道中致癌物质,诱发大肠癌;而维生素、微量元素及矿物质的缺乏均可能增加大肠癌的发病概率。

2.遗传因素

10%~15%的大肠癌患者为遗传性结直肠肿瘤,常见的有家族性腺瘤性息肉病及遗传性非息肉病性结肠癌,在散发性大肠癌患者家族成员中,大肠癌的发病率高于一般人群。

3.癌前病变

多数大肠癌来自腺瘤癌变,其中以绒毛状腺瘤及家族性肠息肉病癌变率最高;而近年来大肠的某些慢性炎症改变,如溃疡性结肠炎、克罗恩病及血吸虫性肉芽肿也已被列为癌前病变。

(四)临床表现

早期多无症状或症状不明显,随病程的发展与病灶的增大,至中晚期可出现一系列症状。

1.结肠癌

(1)排便习惯和粪便性状改变:是结肠癌最早出现的症状,多表现为排便次数增加,腹泻、便秘交替出现,粪便中带血、脓或黏液。

(2)腹痛:也是早期症状之一,常为定位不确切的持续性隐痛,或仅为腹部不适、腹胀感。出现肠梗阻时腹痛加重或为阵发性绞痛。

(3)腹部包块:以右半结肠癌多见,位于横结肠或乙状结肠的癌肿可有一定的活动度。若癌肿穿透肠壁并发感染,可表现为固定压痛的肿块。

(4)肠梗阻:一般属晚期症状。多表现为腹胀、便秘、腹部胀痛或阵发性绞痛等慢性不完全性肠梗阻征象,当发生完全性肠梗阻时,症状加剧。

(5)全身症状:贫血、消瘦、乏力和低热等。晚期可有肝大、黄疸、水肿、腹水、锁骨上淋巴结肿大及恶病质等。

由于癌肿的病理分型和生长部位不同,左侧结肠癌和右侧结肠癌的临床表现存在差异。①左半结肠:由于肠腔较小,肿瘤多呈浸润生长,易使肠腔狭窄,加之粪便在肠腔已经成形,故主要是肠梗阻症状。当肿瘤破溃时,粪便表面可染有鲜血或黏液。由于症状出现较早,患者往往就诊早,没有出现明显的贫血、消瘦等。②右半结肠:肠腔较大,肿瘤多突出于肠腔,呈肿块型;粪便稀薄,患者可有腹胀、便秘交替出现,排便不困难,有便血,肉眼不易看出。因症状不明显,右半结肠癌不易被早期发现,患者往往有明显贫血、乏力、消瘦、腹部肿块时才就诊。

2.直肠癌

(1)直肠刺激症状:癌肿刺激直肠产生频繁便意,引起排便习惯改变,里急后重,有排便不尽感,晚期可有下腹痛。

(2)黏液血便:为直肠癌最常见的早期症状。80%~90%患者可发现便血,癌肿破溃感染时,大便表面带血及黏液,甚至脓血便。

(3)肠腔狭窄症状:随癌肿增大,肠腔变窄,出现大便变形、变细。癌肿造成肠管部分梗阻时,出现腹胀、腹痛、排便困难等梗阻征象。

(4)转移症状:癌肿侵犯前列腺、膀胱,可发生尿频、尿痛;侵犯骶前神经则出现骶尾部疼痛;肝转移是出现腹水、肝大、黄疸、贫血、消瘦、水肿等恶病质表现。

(五)辅助检查

1.直肠指检

直肠指检是诊断直肠癌最简便而又最重要的检查方法。75%以上的直肠癌为低位,能在直肠指检时触及,可了解癌肿的部位、大小、范围、固定程度、与周围组织的关系。

2.大便潜血试验

大便潜血试验可作为高危人群的初筛方法及普及手段。持续阳性者应行进一步检查。

3.内镜检查

内镜检查包括直肠镜、乙状结肠镜或纤维结肠镜检查,是诊断大肠癌最有效、可靠的方法。可在直视下肉眼做出诊断并可取活组织进行病理检查。

4.X线钡剂灌肠或气钡双重对比造影检查

X线钡剂灌肠或气钡双重对比造影检查是诊断结肠癌的重要方法,可明确癌肿范围,了解结肠其他部位有无病变,但对直肠癌的诊断意义不大。

5.血清癌胚抗原(CEA)测定

血清癌胚抗原测定诊断特异性不高,主要用于监测大肠癌的预后、疗效和复发。

6.B超、CT检查

B超、CT检查可帮助了解癌肿浸润肠壁的深度、周围淋巴结肿大情况以及有无肝内转移、侵犯邻近脏器等。

7.其他

女患者应做直肠阴道双合诊检查。男患者有泌尿系统症状时,应做膀胱镜检查,有利于了解癌肿浸润范围。

(六)治疗原则

手术切除是大肠癌的主要治疗方法,同时配合化疗、放疗等综合治疗可在一定程度上提高疗效。

1.非手术治疗

(1)放疗:放疗作为手术切除的辅助疗法有提高疗效的作用。术前放疗可提高手术切除率,降低术后复发率。术后放疗,可杀灭残留微小病灶,适用于晚期患者或局部复发者。

(2)化疗:化疗作为根治性手术的辅助治疗可提高5年生存率。给药途径有区域动脉灌注、门静脉给药、静脉给药、术后腹腔置管灌注、肠腔内化疗给药等。化疗方案包括以氟尿嘧啶为基础的联合用药。大量文献显示,Ⅲ,Ⅳ期大肠癌患者应用新辅助化疗和术后辅助化疗疗效显著。

(3)中医中药治疗:利用中药补益气血、调理脏腑,配合手术后或化疗后治疗,以减轻毒副作用。

(4)局部治疗:对于不能手术切除且发生肠管缩窄的大肠癌患者,可局部放置金属支架扩张肠管;对直肠癌患者亦可用电灼、液氮冷冻和激光烧灼等治疗,以改善症状。

(5)其他:有基因治疗、分子靶向治疗、生物免疫治疗、干细胞研究等,但尚处于摸索阶段,疗效尚待评价。

2.手术治疗

(1)结肠癌根治性手术:手术切除范围应包括癌肿在内的足够的两端肠段,一般要求距肿瘤边缘10 cm,还包括所属系膜和区域淋巴结。①右半结肠切除术:适用于盲肠、升结肠、结肠肝曲癌。②横结肠切除术:适用于横结肠肿瘤。

③左半结肠切除术:适用于横结肠脾曲、降结肠、乙状结肠癌肿。④乙状结肠切除术:根据肿瘤的位置调整切除范围。

(2)直肠癌根治性手术:手术切除范围包括癌肿、足够的两端肠段、受累器官的全部或部分、周围可能被浸润的组织及全直肠系膜。直肠癌根据其部位、大小、活动度、细胞分化程度等,手术方式各异。①局部切除术:适用于早期癌体小、局限于黏膜或黏膜下层、分化程度高的直肠癌。②腹会阴联合直肠癌根治术(Miles手术):适用于腹膜反折以下的直肠癌。乙状结肠近端在左下腹做永久性人工肛门。③经腹腔直肠癌切除术(Dixon手术):适用于癌肿下缘距肛缘5 cm以上的直肠癌,切除乙状结肠和直肠大部,做直肠和乙状结肠端端吻合,保留正常肛门。④经腹直肠癌切除、近端造口、远端封闭术(Hartmann手术):适用于一般情况差,不能耐受Miles手术或因急性肠梗阻不宜行Dixon手术的患者。

(3)大肠癌腹腔镜根治术:可减少创伤,减轻患者痛苦,减少术后并发症,加快愈合,且经远期随访研究认为其具备与传统手术相同的局部复发率及5年生存率,已逐步在临床推广使用,但对术者要求较高。

(4)姑息性手术:对癌症晚期、有远处转移,但局部肿瘤尚能切除者,可做癌肿所在肠段局部切除与肠吻合术。局部不能切除时,为解除梗阻,做梗阻近端与远端肠管端侧或侧侧吻合,或于梗阻近端做结肠造口术。

二、护理评估

(一)一般评估

1.生命体征(T、P、R、BP)
癌肿晚期患者可有低热表现。

2.患者主诉
是否有排便习惯的改变,是否有腹泻、便秘、腹痛、腹胀、肛门停止排气排便等肠梗阻症状,是否有腹部包块,是否有直肠刺激症状,有无大便表面带血、黏液和脓液的情况,是否有大便变形变细,有无食欲减退、消瘦、贫血、乏力,有无淋巴结肿大、肿块大小、活动度和压痛程度。

3.相关记录
体重,饮食习惯,营养情况,有无烟酒、饮茶等嗜好,排便习惯,家族史,既往史等。

(二)身体评估

1.视诊
无特殊。

2.触诊

有无扪及肿块以及肿块大小、部位、硬度、活动度、有无局部压痛等;有无淋巴结肿大、肿块大小、活动及压痛程度。

3.叩诊

无特殊。

4.听诊

无特殊。

5.直肠指诊

直肠癌癌肿与肛缘的距离、大小、硬度、形态及其与周围组织的关系。

(三)心理-社会评估

了解患者和家属对疾病的认识,患者是否接受手术的方式及理解手术可能导致的并发症;对结肠造口带来的生活不便和生理功能改变的心理承受能力;是否产生焦虑、恐惧、悲观和绝望心理;了解家庭对患者手术及进一步治疗的经济承受能力和支持程度等。

(四)辅助检查阳性结果评估

直肠指检、癌胚抗原测定、粪便潜血试验、影像学和内镜检查有无异常发现;有无重要器官功能检查结果异常及肿瘤转移情况等。

(五)治疗效果的评估

1.非手术治疗评估要点

非手术治疗是大肠癌综合治疗的一部分,有助于改善症状、提高手术切除率、控制转移和提高生存率。因此,非手术治疗时要注意评估患者是否出现化疗药物和放疗的毒副作用。

2.手术治疗评估要点

观察患者体温、脉搏、呼吸和血压有无变化;患者的营养状况是否能到维持或改善;观察患者腹部体征有无变化;引流管是否妥善固定,引流是否通畅,引流液的颜色、性质、量;切口的愈合情况等;术后有无发生切口感染、吻合口瘘、造口缺血坏死或狭窄及造口周围皮炎等并发症。

三、主要护理诊断

(一)焦虑、恐惧或预感性悲哀

焦虑、恐惧或预感性悲哀与担心或害怕癌症、手术、化疗、结肠造口等影响生

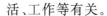

活、工作等有关。

(二)营养失调:低于机体需要量

低于机体需要量与癌肿慢性消耗、手术创伤、放化疗反应有关。

(三)自我形象紊乱

自我形象紊乱与行肠造口后排便方式改变有关。

(四)知识缺乏

缺乏手术有关的知识以及肠造口术后的护理知识。

(五)潜在并发症

(1)切口感染:与手术污染、存留异物和血肿、引流不畅等有关。

(2)吻合口瘘:与术中误伤、吻合口缝合过紧影响血供、术前肠道准备不充分、患者营养状况不良、术后护理不当等有关。

(3)造口缺血坏死:与造口血运不良、张力过大等有关。

(4)造口狭窄:与术后瘢痕挛缩有关。

(5)造口周围粪水性皮炎:与造口位置差难贴造口袋、底板开口剪裁过大等导致粪水长时间刺激皮肤有关。

四、主要护理措施

(一)休息与活动

病情平稳后,可改半坐卧位,以利腹腔引流。术后早期,可鼓励患者在床上多翻身、活动四肢;术后2～3天患者情况许可时,协助患者下床活动,以促进肠蠕动恢复,减轻腹胀,避免肠粘连。活动时注意保护伤口,避免牵拉。

(二)饮食

留置胃管期间应禁食,由静脉输液补充营养,并准确记录24小时出入量,避免水和电解质紊乱。术后48～72小时肛门排气或开放造口后,若无腹胀、恶心、呕吐等不良反应,即可拔除胃管,经口进流质,但早期切忌进食易引起胀气的食物,例如牛奶等;术后1周进少渣半流质,逐步过渡到软食,2周左右可以进普食,注意补充高热量、高蛋白、低脂、维生素丰富的食品,如豆制品、蛋、鱼类等。目前大量研究表明,术后早期(约6小时)开始应用肠内全营养制剂可促进肠功能的恢复,维持并修复肠黏膜屏障,改善患者营养状况,减少术后并发症。

(三)用药护理

遵医嘱及时应用有效抗生素,控制感染,防止并发症的发生。

(四)造口护理

(1)造口开放前,用凡士林纱条外敷结肠造口,外层敷料浸湿后应及时更换,防止感染。一般术后 3 天拆除凡士林纱条。

(2)结肠造口一般于术后 2～3 天肠功能恢复后开放,开放时宜取左侧卧位,并预先用塑料薄膜将腹部切口与造口隔开,以防流出的粪便污染切口。

(3)术后早期根据患者肠造口的类型、造口的大小、造口的位置等选择一件式或两件式无碳片的白色透明的开口造口袋,以便于观察造口的血运、肠蠕动功能的恢复和排泄物的颜色。

(4)指导患者正确使用造口袋,基本步骤包括备物、除袋、清洗、度量造口大小和剪裁造口袋、粘贴,扣好造口尾部袋夹等;造口袋内充满 1/3 排泄物时,须及时更换。

(5)注意饮食卫生,避免进食产气或刺激性食物,以免腹胀或腹泻;少进食产生异味的食物,以免散发不良气味;适量进食粗纤维食物,多饮水,防止便秘。

(五)心理护理

了解患者的实际心理承受力,有技巧地与家属共同做好安慰、解释工作,增加患者积极配合治疗和护理的信心及勇气。对于造口患者来说,应对造口手术带来的各种问题是一项巨大的挑战,无论是身体的康复还是心理上对造口的接受都需要较长的时间,有研究显示,大部分患者至少需要半年才能适应有造口的生活。术后早期,这些患者经常感到焦虑无助和虚弱无力,因而也就更依赖于医护人员的帮助和照顾。造口护士在术后早期注意提高患者造口自我护理能力以及增强患者自我护理造口的信心,有助于提高其对造口的适应水平,早日恢复正常生活。

(六)造口及其周围并发症的观察和护理

1.造口缺血坏死

肠造口黏膜正常外观为牛肉红色或粉红色,若黏膜呈暗紫色或黑色,则说明造口肠管血运有障碍,应首先为患者去除或避免一切可能加重造口缺血坏死的因素,最好选用一件式透明造口袋。评估造口活力并通知医师。

2.造口狭窄

小指不能通过肠造口时为造口狭窄。程度较轻者,每天两次用小指扩张肠造口开口处,每次 10 分钟以上,需长期进行。情况严重者须外科手术治疗。

3.造口回缩

肠造口高度最好能突出皮肤水平 1～2.5 cm。当肠造口过于平坦时,常易引起渗漏,导致造口周围皮肤损伤。轻度回缩使用凸面猪油膏底板,乙状结肠造口而皮肤有持续损伤者,可考虑采用结肠灌洗法,肥胖患者宜减轻体重。如果肠造口断端已回缩至腹腔,产生腹膜炎征象,应立即手术治疗。

4.粪水性皮炎

造口周围皮肤糜烂,患者主诉皮肤烧灼样疼痛。检查刺激原因并及时去除;指导患者重新选择合适的造口用品,并指导患者正确的造口底板剪裁技术;指导患者掌握需要更换造口袋的指征,如有渗漏要随时更换。

(七)健康教育

(1)提高大众的防癌意识,尤其对有家族史、有癌前期病变以及其他相关疾病者,养成定期体检的习惯,及时发现早期病变。

(2)促进健康的生活方式,注意调整饮食,进低脂、适当蛋白质及纤维素的食物,保持排便通畅,避免体重增加。参加适量体育锻炼,生活规律,保持心情舒畅,尽快回归术前的生活方式。有条件的造口患者可参加造口患者联谊会,交流经验和体会,找回自信。

(3)指导患者做好造口自我护理,出院后每周扩肛 1 次,用示指戴上指套涂上润滑剂后轻轻插入造口至第 2 指关节处,停留 5～10 分钟。若发现造口狭窄、排便困难应及时到医院就诊。

(4)指导患者定期复查,一般从出院后 2 周开始每 3～6 个月定期门诊复查。行化疗、放疗的患者,应定期检查血常规,出现白细胞和血小板计数明显减少时,遵医嘱及时暂停化疗和放疗。

第七节　急性化脓性腹膜炎

一、疾病概述

(一)概念

腹膜炎是发生于腹腔脏腹膜和壁腹膜的炎症,可由细菌感染、化学性(胃液、胆汁、血液)或物理性损伤等引起。急性化脓性腹膜炎是指由化脓性细菌包括需氧菌和厌氧菌或两者混合引起的腹膜急性炎症,累及整个腹腔时称为急性弥漫性腹膜炎。按发病机制分为原发性腹膜炎和继发性腹膜炎。原发性腹膜炎,又称为自发性腹膜炎,腹腔内无原发性病灶,致病菌多为溶血性链球菌、肺炎双球菌或大肠埃希菌。继发性腹膜炎多由于腹腔内空腔脏器穿孔、破裂,或腹腔内脏器缺血、炎症扩散引起。临床所称急性腹膜炎多指继发性的化脓性腹膜炎,是一种常见的外科急腹症。

(二)相关病理、生理

腹膜受到刺激后立即发生充血、水肿等炎症反应,随后大量浆液渗出,可以稀释腹腔内的毒素。并逐渐出现大量中性粒细胞和吞噬细胞,可吞噬细菌及微细颗粒,加上坏死组织、细菌和凝固的纤维蛋白,使渗出液变为浑浊而成为脓液。大肠埃希菌感染的脓液呈黄绿色、稠厚,并有粪臭味,在诊断上有着重要意义。

腹膜炎的转归取决于患者全身和腹膜局部的防御能力和污染细菌的性质、数量和时间。当患者身体抵抗力较弱,细菌数量多,毒力强时,炎症趋于恶化。这时细菌及其内毒素刺激机体的防御系统,激活多种炎性介质后,可导致全身炎症反应;毒素吸收可导致感染性休克;腹膜严重充血水肿并渗出大量液体后可引起水、电解质紊乱、蛋白丢失和贫血;腹腔内脏器浸泡在脓液中,肠管扩张、麻痹,膈肌上抬影响心肺功能加重休克。当患者年轻体壮,抗病能力强时可使病菌毒力减弱,使炎症局限和消散。当腹膜炎治愈后,腹腔内多有不同程度的粘连,部分肠管粘连扭曲可造成粘连性肠梗阻。

(三)病因与诱因

原发性腹膜炎多由血行播散、上行性感染、直接扩散、透壁性感染引起。

继发性腹膜炎多由腹内脏器穿孔、炎症、损伤、破裂或手术污染引起的。其主要的原因是急性阑尾炎,其次是胃、十二指肠溃疡穿孔。病原菌以大肠埃希菌最多见,其次为厌氧类杆菌、肠球菌、链球菌、变形杆菌等,一般多为细菌性混合感染,毒性强。

临床表现 早期表现为腹膜刺激症状,如腹痛、压痛、腹肌紧张和反跳痛等;后期由于感染和毒素吸收,主要表现为全身感染中毒症状。

1.腹痛

腹痛是最主要的症状,其程度随炎症的程度而异,但一般都很剧烈,不能忍受,且呈持续性。深呼吸、咳嗽、转动身体时都可加剧疼痛,故患者不愿意变动体位。疼痛多自原发灶开始,炎症扩散后蔓延及全腹,但仍以原发病变部位较为显著。

2.恶心、呕吐等消化道症状

恶心、呕吐等消化道症状为早期出现的常见症状。开始时因腹膜受刺激引起反射性的恶心、呕吐,呕吐物为胃内容物;后期出现麻痹性肠梗阻时,呕吐物转为黄绿色内含胆汁液,甚至为棕褐色粪样肠内容物。由于呕吐频繁,可呈现严重脱水和电解质紊乱。

3.发热

开始时体温可以正常,之后逐渐升高。老年衰弱的患者,体温不一定随病情加重而升高。脉搏通常随体温的升高而加快。如果脉搏增快而体温反而下降,多为病情恶化的征象,必须及早采取有效措施。

4.感染中毒症状

当腹膜炎进入严重阶段时,常出现高热、大汗、口干、脉快、呼吸浅促等全身中毒表现。后期由于大量毒素吸收,患者则表现为表情淡漠、面容憔悴、眼窝凹陷、口唇发绀、肢体冰冷、舌黄干裂、皮肤干燥、呼吸急促、脉搏细速、体温剧升或下降、血压下降、休克、酸中毒。若病情继续恶化,终因肝肾功能衰弱及呼吸循环衰竭而死亡。

5.腹部体征

腹式呼吸减弱或消失,并伴有明显腹胀。腹胀加重常是判断病情发展的一个重要标志。肌紧张、压痛、反跳痛是腹膜炎的重要体征,始终存在,通常是遍及全腹而以原发病灶部位最为显著。腹肌紧张程度则随病因和患者全身状况的不同而有轻重不一。腹部叩诊可因胃肠胀气而呈鼓音。胃肠道穿孔时,叩诊时常发现心肝浊音界缩小或消失。腹腔内积液过多时,可以叩出移动性浊音。听诊常发现肠鸣音减弱或消失。直肠指诊时,如直肠前窝饱满及触痛,则表示有盆腔感染存在。

(四)辅助检查

1.实验室检查

血常规检查提示白细胞计数和中性粒细胞比例增多,或有中毒颗粒。病情危重或机体反应能力低下者,白细胞计数可不升高。

2.X线检查

腹部立卧位平片可见小肠普遍胀气,并有多个小液平面的肠麻痹征象;胃肠穿孔时多数可见膈下游离气体。

3.B超检查

B超检查可显示腹内有积液。

4.诊断性腹腔穿刺或腹腔灌洗

根据叩诊或B超定位穿刺,根据穿刺液性状、气味、浑浊度、涂片镜检、细菌培养以及淀粉酶测定等可判断病因。如胃十二指肠溃疡穿孔时穿刺液呈黄色、浑浊、无臭味,有时可抽出食物残渣;急性重症胰腺炎时抽出液为血性,胰淀粉酶含量高。如果腹腔穿刺抽出不凝固血液,说明有腹腔内实质脏器损伤。腹腔内液体<100 mL时,腹腔穿刺往往抽不出液体,注入一定量的生理盐水后再行抽液检查。

(五)治疗原则

积极消除原发病因,改善全身状况,促进腹腔炎症局限、吸收或通过引流使炎症消除。

1.非手术治疗

对于病情较轻或病情已经超过24小时,且腹部体征已经减轻;原发性腹膜炎;伴有严重心肺等脏器疾病不能耐受手术者;伴有休克、严重营养不良、电解质紊乱等需术前纠正可采取非手术治疗。主要措施包括半卧位、禁食、持续胃肠减压、输液、输血、应用抗生素、镇静、给氧等治疗措施。

2.手术治疗

手术治疗适应证:①腹腔内原发病灶严重者,如腹内脏器损伤破裂、绞窄性肠梗阻、炎症引起肠坏死、肠穿孔、胆囊坏疽穿孔、术后胃肠吻合口瘘所致腹膜炎。②弥漫性腹膜炎较重而无局限趋势者。③患者一般情况差,腹水多,肠麻痹重,或中毒症状明显,尤其是有休克者。④经非手术治疗6～8小时(一般不超过12小时),如腹膜炎症状与体征均不见缓解,或反而加重者。⑤原发病必须手术解决的,如阑尾炎穿孔、胃十二指肠穿孔等。

具体措施包括处理原发病因、清理腹腔、充分引流。

二、护理评估

(一)一般评估

1.生命体征(T、P、R、BP)

每15～30分钟测定一次呼吸、脉率和血压。

2.患者主诉

腹痛发生的时间、部位、性质、程度、范围以及伴随症状。如有呕吐,了解呕

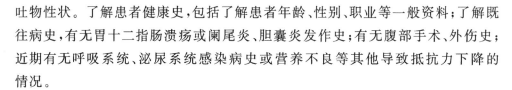

吐物性状。了解患者健康史,包括了解患者年龄、性别、职业等一般资料;了解既往病史,有无胃十二指肠溃疡或阑尾炎、胆囊炎发作史;有无腹部手术、外伤史;近期有无呼吸系统、泌尿系统感染病史或营养不良等其他导致抵抗力下降的情况。

(二)身体评估

1.腹部情况

腹式呼吸是否减弱或消失;有无腹部压痛、反跳痛、腹肌紧张及其部位、程度、范围;有无肝浊音界缩小或消失,或移动性浊音;肠鸣音是否减弱或消失;直肠指诊时,如直肠前窝饱满及触痛,则表示有盆腔感染存在。

2.全身情况

患者精神状态、生命体征是否稳定、饮食活动情况;有无寒战、高热、呼吸浅快、面色苍白等感染性中毒表现;有无水、电解质、酸碱失衡表现;有无口干、肢端发冷、血压下降、神志恍惚等休克表现。

(三)心理-社会评估

了解患者及家属的心理反应和心理承受能力,有无焦虑、恐惧表现。以及对本病的认识程度、治疗合作情况;家属态度,家庭经济以及社会支持情况。

(四)辅助检查阳性结果评估

(1)实验室检查血常规检查提示白细胞计数和中性粒细胞比例增多,或有中毒颗粒。病情危重或机体反应能力低下者,白细胞计数可不升高。

(2)X线检查小肠普遍胀气,并有多个小液平面的肠麻痹征象;胃肠穿孔时多数可见膈下游离气体。

(3)B超检查可显示腹内有积液,有助于原发病的诊断。

(4)诊断性腹腔穿刺或腹腔灌洗腹腔穿刺可判断原发病变,明确病因。如胃十二指肠溃疡穿孔时穿刺液呈黄色、浑浊、无臭味,有时可抽出食物残渣;急性重症胰腺炎时抽出液为血性,胰淀粉酶含量高。如果腹腔穿刺抽出不凝固血液,说明有腹腔内实质脏器损伤。腹腔内液体<100 mL 时,腹腔穿刺往往抽不出液体,注入一定量的生理盐水后再行抽液检查。

(五)治疗效果评估

1.非手术治疗评估要点

患者主诉腹痛及恶心、呕吐情况是否好转;腹部压痛、反跳痛是否好转;生命体征是否平稳且趋于正常;水、电解质失衡是否纠正;患者精神状况是否好转。

2.手术治疗评估要点

麻醉方式、手术类型,腹腔引流管放置的位置,引流的情况,切口愈合的情况。

三、主要护理诊断

(1)腹痛、腹胀:与腹壁膜受炎症刺激有关。

(2)体温过高:与腹膜炎毒素吸收有关。

(3)体液不足:与腹腔内大量渗出、高热或体液丢失过多有关。

(4)焦虑、恐惧:与病情严重、躯体不适、担心术后康复及预后有关。

(5)潜在并发症:腹腔脓肿、切口感染。

四、主要护理措施

(一)休息

休克患者采取平卧位,或头、躯干、下肢抬高 20°,尽量减少搬动,以减轻疼痛。全麻术后头偏一侧,平卧位 6 小时,待清醒后改为半坐卧位。半坐卧位可促进腹腔内渗出液流向盆腔,有利于局限炎症和引流;可促使腹内器官下移,减轻对呼吸和循环的影响;也减轻因腹肌紧张引起的腹胀等不适。鼓励患者进行脚背、脚趾的勾、绷活动,或自下而上按摩下肢以预防下肢静脉血栓形成。

(二)饮食

胃肠穿孔患者必须禁食,并留置胃管持续胃肠减压,以抽出胃肠道内容物和积液、积气,减少消化道内容物继续流入腹腔,改善胃壁血运,利于炎症的局限和吸收,促进胃肠道恢复蠕动。手术后等肠功能恢复后才可以从流质开始逐步过渡到半流质、软食、普食,而且宜循序渐进、少量多餐,可进食富含蛋白、热量和维生素的饮食,以促进机体康复和伤口愈合。

(三)用药护理

主要为维持体液平衡和有效循环血量,保持生命体征稳定;控制感染和营养支持治疗。迅速建立静脉输液通道,遵医嘱补充液体及电解质,病情严重者,必要时输入血浆或全血等以纠正低蛋白血症和贫血,根据情况使用激素,减轻中毒症状,或使用血管活性药,以维持生命体征稳定。根据患者丢失的液体量和生理需要量计算总补液量,安排好各类液体的输注顺序,并根据患者临床表现和补液监测指标及时调整输液的成分和速度。遵医嘱合理应用抗生素,根据细菌培养及药敏结果合理选择抗生素;急性腹膜炎患者的代谢率约为正常人的 140%,分解代谢增强,因此在补充热量的同时应该补充蛋白、氨基酸等。对于长期不能进食的患者应尽早实施肠外营养支持,提高机体防御和修复能力。

(四)心理护理

做好患者及家属的沟通解释工作,稳定其情绪,减轻焦虑、恐惧;鼓励帮助患者面对和接受疾病带来的变化,尽快适应患者角色,增强战胜疾病的信心和勇气。

(五)健康教育

根据患者需要介绍有关腹膜炎的基本知识,以及检查、治疗、手术、康复等方面的知识,如禁食、胃肠减压、半卧位的重要性,制订合理的健康教育计划,提高其认识和配合治疗。

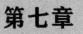

第七章　泌尿外科常见病的护理

第一节　尿路结石

尿路结石又称尿石症,指在泌尿系统内因尿液浓缩沉淀形成颗粒或成块样聚集物,包括肾结石、输尿管结石、膀胱结石和尿道结石。结石可见于肾、膀胱、输尿管和尿道的任何部位,但以肾与输尿管结石为常见。

泌尿系统结石是泌尿系统的常见病、多发病。近年来发病率有上升趋势,复发率高。发病时间以夏秋季节多发。好发人群以高温、高空作业、司机、农村重体力劳动者以及长期卧的患者居多。发病年龄为 25～50 岁,常见于 30～40 岁。男女发病比例为 3∶1。

一、病因

泌尿系统结石的成因十分复杂。泌尿系统结石主要成分:草酸钙结石最常见,磷酸盐、尿酸盐、碳酸盐次之,胱氨酸结石罕见。多数结石混合 2 种或 2 种以上成分。

(1)跟职业、饮食成分、水分摄入量、气候及尿液因素有关。

(2)解剖结构异常,如尿路梗阻、尿路感染等也易形成结石。

二、临床表现

临床表现因结石所在部位不同而表现不同。

(1)肾与输尿管结石:典型表现是腰腹部剧烈疼痛,伴有恶心、呕吐及血尿。

(2)上尿路结石:主要表现为与活动有关的肾区疼痛和血尿。

(3)膀胱结石:主要表现为膀胱刺激症状,如尿频、尿急和排尿终末疼痛。典型症状为排尿突然中断并感觉疼痛。

(4)尿道结石:主要表现为排尿困难、点滴状排尿及尿痛,甚至造成急性尿潴留。

三、治疗

结石的防治主要目的:一是去除病因,防止复发;二是清除结石,保护肾脏功能。可以根据结石大小、位置、数量、肾功能和全身状态、代谢、梗阻、感染及其程度而定。

(一)非手术治疗

结石<0.6 cm,无尿路梗阻、无感染,可先采用保守疗法。

1.水化疗法

大量饮水天 2500~3000 mL,最多可饮 4000 mL。

2.体外冲击波碎石

(1)适应证:适用于肾、输尿管上段结石。直径<2 cm 的肾结石、直径<1 cm 的输尿管结石等效果很好,为首选治疗方法。

(2)禁忌证:有全身出血性疾病者、戴心脏起搏器的患者、躯体畸形的患者、严重的心肺功能障碍患者、孕妇。

(3)通过 X 线或 B 超对结石进行定位,利用高能冲击波聚焦后作用于结石,使结石裂解。直至粉碎成细沙,随尿液排出体外。

(二)手术治疗

开放性手术治疗可采取肾盂切开取石术、肾实质切开取石术、肾部分切除术、肾切除术、输尿管切开取石术。对于膀胱结石,经尿道膀胱镜取石或碎石、耻骨上膀胱切开取石术。

1.传统开放手术

目前开放式手术取石比率已经大幅度降低,仅仅占外科治疗总数的 1%~5%,而且有被腔镜取代的趋势,主要用于以下情况:结石远端存在尿路狭窄,需要在取石的同时进行尿路成型者;经体外冲击波碎石和经皮肾镜取石失败者;体积过大或数目过多的复杂性肾结石;结石导致肾脏功能丧失而被迫进行肾切除者。

2.微创手术

对上尿路结石,微创手术可以采用经皮肾镜取石术或碎石术、输尿管镜取石或碎石术、腹腔镜输尿管取石。

四、护理评估

(一)健康史

了解患者的年龄、职业、生活环境、饮食和饮水情况及特殊爱好;了解疼痛的性质,有无血尿、排尿困难、膀胱刺激征和尿路感染的表现;了解患者的家族史、服药史、感染史,有无泌尿系统梗阻、感染和异物史;有无甲状腺功能亢进、痛风、肾小管酸中毒、长期卧床病史;了解药物、钙剂等药物的应用情况。

(二)身体状况

1.局部

叩痛部位。

2.全身

肾功能状态和营养状况,有无其他合并疾病的体征。

3.体征

结石所致肾积水,可在上腹部扣及增大的肾。个别患者的结石不引起任何症状,只是在体检时发现。

(三)辅助检查

血、尿常规是否异常,影像学检查是否异常,内镜检查是否显示有结石的存在。

(四)术后评估

理解患者结石排出的情况,尿路梗阻是否解除,肾功能恢复情况,切口愈合情况,有无发生尿路感染。

(五)心理-社会评估

结石复发率高,肾、输尿管结石梗阻可以引起肾功能进行性衰退,特别是肾结石,最终可发展为尿毒症。此类患者的预后有很多的心理问题,希望能经过手术办法使结石排出。

五、护理措施

(一)一般护理

密切观察患者疼痛的部位、性质、程度、伴随症状及生命体征;发作期患者应卧床休息;指导患者用分散注意力、深呼吸等非药物性方法缓解疼痛,不能缓解时,遵医嘱应用镇痛药物,安慰鼓励患者,树立战胜疾病的信心。

(二)饮食护理

若患者无反应,如头晕、恶心、呕吐等,可正常进食。多饮水可增加尿量,有利于结石的排出。

(三)药物治疗与护理

(1)调节尿 pH:口服枸橼酸钾、碳酸氢钠等,碱化尿液可治疗与尿酸或胱氨酸相关的结石。口服氯化铵使尿液酸化,有利于防止磷酸钙及磷酸镁铵的生长。

(2)调节代谢的药物:别嘌醇可降低血和尿的尿酸含量,乙酰半胱氨酸有降低尿中胱氨酸及溶石作用。

(3)解痉止痛:主要治疗肾绞痛。常用药物有阿托品、哌替啶。此外,局部热敷、针刺,应用钙通道阻滞剂、吲哚美辛、黄体酮等也可缓解肾绞痛。

(4)抗感染:根据尿细菌培养及药物敏感试验选用适合的抗菌药控制感染。

(5)中医中药治疗:以清热利湿、通淋排石为主,佐以理气活血、软坚散结。常用的成药有尿石通等。

(四)手术治疗的护理

1.术前护理

协助做好术前检查:除常规检查外,应注意患者的凝血功能是否正常,若患者近期服用阿司匹林、华法林等抗凝药物,应嘱患者停药,待凝血功能正常后再行碎石术。指导患者术前常规禁食水,术日晨灌肠,术区备皮。

术区备皮范围如下。

(1)腹部手术(膀胱结石):上平剑突下至大腿上 1/3 前、内侧及外阴部,两侧至腋后线。

(2)肾区手术(上尿路结石):上起乳头连线,下至腹股沟(包括外阴部),前后均超过正中线。

2.术后护理

(1)病情观察:根据麻醉方式决定术后体位。每半小时或 1 小时测量一次生命体征,观察患者的神志、面色及精神状况。准确记录 24 小时出入量,并观察创腔引流管及肾造瘘管的情况,观察引流液的性质、颜色及量。鼓励可进食的患者多饮水。

(2)肾造瘘引流管的护理:皮肤上的固定点必须顺着造瘘管的插入方向,用胶布固定;指导患者翻身前先将造瘘管留出一定长度,然后再翻向对侧,下床活动时必须先将造瘘管拿好;定时挤压引流管。若发现引流不畅,可在无菌操作下,用适量使用的生理盐水反复冲洗(5～10 mL);观察肾造瘘管周围敷料情况,发现渗血、渗液要及时更换。

(3)留置双J管及尿管的护理。①术中常规放置双J管,有内支架和内引流的作用。置管期间观察有无血尿、尿路刺激症状、尿液反流等情况。一般术后4周拔除双J管。②留置导尿管应持续开放,保持引流通畅,以减轻膀胱内压力,减少膀胱尿液反流至肾盂的机会,保持肾内低压状态。妥善固定,避免折叠、扭曲、受压,其高度不超过耻骨联合水平,防止发生逆行感染,鼓励患者多饮水,每天3000 mL以上,以便有足够的尿液持续自然地冲洗尿道并观察尿液的颜色和量,做好记录。③做好尿道口护理:每天2次用碘伏棉球清洁尿道外口,防止逆行感染。术后留置尿管时间为3～5天,拔管前夹管,每2小时开放1次,训练膀胱排尿1～2天后,待膀胱内充满尿液时拔管,拔管后即让患者自行排尿。④观察排石效果:观察尿液内是否有结石排出,每次排尿于玻璃或金属盆内,可以看到或听到结石的排出。用纱布过滤尿液,收集结石碎渣作成分分析;定期部拍摄腹部平片以观察结石排出情况。

(五)并发症预防与护理

1.血尿

观察血尿变化情况,遵医嘱应用止血药物。肾实质切开者,应卧床2周,减少出血机会。

2.感染

(1)加强观察:注意患者生命体征、尿液颜色、性状及尿液检查的结果。

(2)饮水:鼓励患者多饮水,可以起到内冲刷的作用,也有利于感染的控制。

3.做好伤口及引流的护理

经皮肾镜取石术后常规放置肾盂造瘘管,必要时放置输尿管引流管,开放性手术后常见引流管有伤口引流、尿管、肾盂造瘘管、输尿管支架、膀胱造瘘管等,应保持通畅和做好相应护理。

4.有感染者

遵医嘱应用抗菌药控制感染。

六、健康指导

随着人们生活水平的不断提高,结石的发病率也在不断增高,但是只要在生活中多加注意,就能起到预防的作用,重在预防。

(一)注意膳食结构

根据尿石成分的不同,饮食调理应该采取不同的方案。如草酸钙结石患者宜少食草酸钙含量高的食品,如菠菜、西红柿、马铃薯、草莓等。少食盐,应将每天的盐分摄取量减至 2～3 g。

(二)治疗引起泌尿系统结石的某些原发病

甲状旁腺功能亢进会引起体内钙磷代谢紊乱而诱发磷酸钙结石。因此,就需要先治疗甲状旁腺疾病。尿路梗阻性因素,如肿瘤、前列腺增生及尿道狭窄等会造成尿液蓄积,尿中的有机物沉淀,就可能增大而变成非晶体的微结石。所以,治疗引起泌尿系统结石的某些原发病对于预防结石复发也非常重要。

(三)预防和治疗泌尿系统感染

泌尿系统感染是尿石形成的主要局部因素。

(四)服用中药

每隔一定时间,用中药金钱草和海金沙泡水服,有利于排出体内细小的结石。

(五)多饮水

增加尿量有利于体内多种盐类、矿物质的排除。当然,应该注意饮水卫生,注意水质,避免饮用含钙过高的水。

(六)多活动

如散步、慢跑等。体力好的时候还可以原地跳跃,同样有利于预防泌尿系统结石复发。

(七)复查

定期尿液检查、X 线或 B 超检查,观察有无复发及残余结石情况。

第二节　良性前列腺增生

良性前列腺增生简称前列腺增生,是引起中老年男性排尿障碍最为常见的一种良性疾病,主要表现为组织学上的前列间质和腺体成分的增生、解剖学上的前列腺增大、尿动力学上的膀胱出口梗阻,在临床上以下尿路症状为主要表现。一般在 50 岁以后出现临床症状。

一、病因

确切病因尚不清楚,目前一致公认老龄和有功能的睾丸是发病的基础,两者缺一不可。可能是由于上皮和间质细胞的增殖和细胞凋亡的平衡破坏引起。相关因素有雄激素及其与雌激素的相互作用、前列腺间质-腺上皮细胞的相互作用、生长因子神经递质等。

二、临床表现

(一)症状

(1)尿频、尿急:尿频是最常见的早期症状,夜间更为明显。

(2)排尿困难:进行性排尿困难时前列腺增生最主要的症状。典型表现是排尿迟缓、断续、尿细而无力、射程短、终末滴沥、排尿时间延长。

(3)尿潴留、尿失禁:严重梗阻者膀胱残余尿增多,长期可以导致膀胱无力,发生尿潴留或充盈性尿失禁。

(二)体征

直肠指诊可以触及增大的前列腺,表面光滑、质韧、边缘清楚,中间沟变浅或消失。

(三)并发症

急性尿潴留、肉眼血尿、泌尿系统感染、膀胱结石、继发性上尿路积水。

三、治疗

(一)观察随访

无明显症状或症状较轻者,一般无须治疗,但是要密切随访。

(二)药物治疗

适用于刺激期和代偿早期的前列腺增生患者。目前,良性前列腺增生标准的治疗药物有 α_1 受体阻滞剂、5α 还原酶抑制剂。

(三)手术治疗

良性前列腺增生患者合并膀胱大憩室、腹股沟疝、严重的痔疮或脱肛,临床判断不解除下尿路梗阻难以达到治疗效果者,应当考虑外科治疗,如耻骨上经膀胱前列腺切除术及耻骨后前列腺切除术。

手术治疗的适应证：中、重度良性前列腺增生患者，下尿路症状已明显影响患者的生活质量，尤其是药物治疗效果不佳，可以考虑外科治疗。当良性前列腺增生导致以下并发症时，建议采用外科治疗：①反复尿潴留（至少在一次拔管后不能排尿或 2 次尿潴留）；②反复血尿，5α 还原酶抑制剂治疗无效；③反复泌尿系统感染；④膀胱结石；⑤继发性上尿路积水（伴或不伴肾功能损害）。

4.经尿道前列腺切除术

主要治疗前列腺体积在 80 mL 以下的良性前列腺增生患者，技术熟练的可以适当放宽对前列腺体积的限制。因冲洗液吸收过多导致的血容量扩张及稀释性低钠血症发生率为 2%，其危险因素包括术中出血过多、手术时间长和前列腺体积大等。需要输血的概率为 2%~5%。

5.其他治疗

（1）激光治疗：Nd-YAG 激光有接触性、非接触性和组织内插入等方式，疗效不是十分理想。目前应用钬（Ho）激光治疗前列腺增生，疗效肯定。

（2）经尿道球囊高压扩张术

（3）前列腺尿道网状支架。

（4）经尿道热疗。

（5）体外高强度聚焦超声等缓解前列腺增生引起的梗阻症状有一定疗效，适用于不能耐受手术的患者。

四、护理评估

(一)健康史

了解患者吸烟、饮食、饮酒及性生活等情况；患者平时饮水习惯，是否有足够的液体摄入量和尿量，了解患者一般情况，有无活动有关的血尿、疼痛、尿石等身体状况；有无因结石梗阻造成发热或导致肾积水；了解有无家族史、地域及饮食习惯。

(二)身体状况

了解结石的位置、大小、数量、血尿及疼痛的程度；有无高热、肾积水造成肾脏损害的程度。

(三)辅助检查

尿常规可以确定下尿路症状患者是否有血尿、蛋白尿、脓尿及尿糖等；B超检查结果是否正常；尿流率检查结果是否异常；前列腺特异性抗原的数值是否正常。

(四)术后评估

评估膀胱引流是否通畅,膀胱冲洗液的颜色、血尿的程度及时间;切口愈合情况;是否出现膀胱痉挛;有无发生出血、尿失禁、经尿道前列腺电切综合征;水、电解质平衡情况。

(五)心理-社会评估

护士应了解患者及家属对疾病的认知情况,如采取的治疗方法、手术可能出现的并发症等,以及家庭的经济情况,评估患者是否有焦虑、紧张,患者及家属是否了解治疗及护理方法等。

五、护理措施

(一)术前护理

1.心理护理

针对患者的心理特点,向患者讲解手术的优越性,术后的注意事项,并介绍手术成功患者的经验,使患者进入最佳的心理状态。

2.术前准备

积极控制尿路感染,对有尿潴者应留置尿管并保持有效引流。完善术前各项辅助检查,排除手术、麻醉禁忌证,术前一天备皮,术前晚及术晨用 0.2% 肥皂水清洁灌肠,保证充足的睡眠,必要时遵医嘱给予安眠药。

(二)术后护理

(1)密切观察患者的意识状态、呼吸、血压、脉搏的变化。

(2)饮食:肠蠕动恢复后可进食高蛋白、富有营养的易消化食物,保持大便通畅,避免因排便用力使前列腺窝出血,多饮水,每天 2500～3000 mL。

(3)做好膀胱冲洗护理:根据血色调节冲洗速度,准确记录尿量、冲洗量和排出量,尿量＝排出量－冲洗量。行持续膀胱冲洗,勿使导管扭曲、受压及脱落。注意冲洗液的温度。

(4)保持引流的通畅、注意观察尿液的颜色,如有血块堵塞引流管,及时冲洗直至引流液呈清澈或粉红色。

(5)疼痛时可做深呼吸运动,必要时可通过应用止痛剂缓解疼痛。术后常规给予缓泻剂、术后 5 天内不易灌肠。

(6)卧床期间按摩肢体受压部位,防止深静脉血栓形成。

(7)拔除气囊导尿管后,应勤解小便,防止膀胱内压力增高继发出血。由于

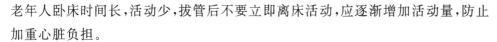

老年人卧床时间长,活动少,拔管后不要立即离床活动,应逐渐增加活动量,防止加重心脏负担。

(8)膀胱痉挛的预防及护理:膀胱痉挛是前列腺气化电切术后早期最常见的并发症。多在术后 3 天内出现,给患者带来极大的痛苦。膀胱痉挛的原因一般为膀胱逼尿肌不稳定、创伤、引流不畅、冲洗液温度不适、冲洗速度过快、精神因素等均可诱发,表现为下腹明显胀满感、急迫的排尿感。膀胱冲洗不畅、冲洗液反流、血尿加重,及时给予止痛、解痉药物应用和膀胱按摩,尽早缓解症状。

(9)并发症的护理。

经尿道前列腺电切综合征:行经尿道前列腺电切的患者因术中大量的冲洗液被吸收可导致血容量急剧增加,可以出现稀释性低钠血症,患者可在几小时内出现烦躁、恶心、抽搐、昏迷,严重者出现肺水肿、脑水肿、心力衰竭等,成为经尿道前列腺电切综合征,应加强观察,一旦出现,遵医嘱给予利尿剂、脱水剂,减慢输液速度,对症处理。

尿频、尿失禁:为减轻拔管后出现的尿失禁或尿频现象,一般在术后 2～3 天嘱患者练习收缩腹肌、臀肌及肛门括约肌;也可辅以针灸或理疗等。尿失禁或尿频一般在术后 1～2 周内可缓解。

出血:加强观察。指导患者在术后 1 周,逐渐离床活动;避免增加腹内压的因素,禁止灌肠或肛管排气,以免造成前列腺窝出血。

六、健康指导

(一)用药指导

教会患者如何服用药物及药物常见不良反应的应对措施。

(二)疾病知识指导

排尿功能训练:若有溢尿现象,指导患者继续做肛提肌训练,以尽快恢复尿道括约肌的功能;自我观察及预防有无尿道狭窄发生,若有及时到医院就诊;附睾炎常在术后 1～4 周发生,若出现阴囊肿大、疼痛、发热等症状及时就诊。

(三)性生活指导

经尿道前列腺电切术后 1 个月、经膀胱切除术后半个月,原则上可以恢复性生活。若出现逆行射精现象,不影响性交,少数患者可出现阳痿,可以先采取心理治疗,同时查明原因,再进行针对性治疗。

(四)饮食指导

培养良好的饮食习惯,不食用辛辣刺激性食物,禁烟酒,少饮咖啡、浓茶,多饮凉开水,多选择高纤维植物和植物性蛋白,多食用新鲜蔬菜、水果、粗粮大豆等。多饮水可以稀释尿液减少创面刺激。多吃易消化食物、防止大便干燥。

(五)定期复查

告知手术后 2~30 天,术区凝固性坏死的组织脱落,5%患者出现血尿,可以自行消失,若出血严重要及时到医院就诊。定期做尿动力学检查、前列腺 B 超检查、定期复查尿流率及残余尿量。

第三节　膀胱肿瘤

膀胱肿瘤是泌尿系统中最为常见的肿瘤,发病率在男性泌尿生殖器肿瘤中居第一位。男性发病率为女性的 3~4 倍,高发病年龄为 50~70 岁,以表浅的乳头肿瘤最为常见。膀胱肿瘤以上皮性肿瘤为主,占 95%以上,其中超过 90%为移行上皮细胞癌,本病恶性程度低,复发率高,一旦复发,恶性度增高。

一、病因

膀胱肿瘤的病因尚不清楚,有资料表明与下列因素有关。

(1)芳香族的胺类化学物质,如染料、皮革、橡胶、油漆等。

(2)吸烟。

(3)慢性刺激、慢性炎症。

(4)与染色体畸形、抑癌基因等有关。

二、临床表现

(1)血尿:间歇性、无痛、全程血尿。

(2)膀胱刺激征:尿频、尿痛,如肿瘤较大或侵入肌层较深及坏死、溃疡合并感染时更为明显。

(3)排尿困难、尿潴留。

(4)畏寒、发热是合并感染的表现。

(5)膀胱癌的晚期症状:贫血、消瘦、下肢水肿和下腹部肿块。

三、治疗

(一)外科治疗

(1)经尿道膀胱肿瘤电切术。

(2)开放膀胱肿瘤切除术。

(3)部分膀胱切除术。

(4)全膀胱切除术。

(二)膀胱灌注治疗

膀胱灌注治疗已经成为预防浅表性膀胱癌复发最有效的方法。常见的化疗药物有羟喜树碱、丝裂霉素、阿霉素等。每周 1 次共 6 次,以后每月 1 次持续 2 年。

注意:药物灌入膀胱后取平、俯、左、右侧卧位,每 15 分钟更换一次体位,共 2 小时。

(三)化学疗法

有全身化疗及膀胱灌注等方式。

(四)放射治疗

晚期浸润性癌采用姑息性放射治疗或化疗可以减轻症状,延长生存时间。膀胱肿瘤复发率高,可达 80%。

四、护理评估

(一)健康史

了解患者的年龄、性别、吸烟史及是否有食用咖啡、腌制食品等习惯;是否为橡胶、印刷、塑料、皮具等行业的工作人员;既往是否有过血尿、膀胱炎、血吸虫病及有无泌尿系统肿瘤的家族史。

(二)身体状况

血尿是膀胱癌最常见和最早出现的症状,常表现为间歇性无痛性肉眼血尿。了解血尿发生的时间,是间歇性还是持续性,有无血块,有无疼痛,有无排尿困难、尿路刺激症状、耻骨后疼痛、腰痛等表现。评估和了解全身表现:有无消瘦、贫血等营养不良的表现,重要脏器功能状态,有无转移的表现及恶病质。

(三)辅助检查

B 超、膀胱镜检查所见肿瘤部位、大小、数量,组织病理学检查结果。

(四)心理-社会评估

评估患者的生活方式、家庭状况、职业及家庭经济承受能力;评估患者及家属对疾病的认知程度,对拟采取的手术方式、手术并发症、排尿形态改变的认知程度;评估患者有无焦虑或恐惧等心理,社会的支持如何,患者得到的社区保健资源和服务如何。

五、护理措施

(一)术前护理

(1)消除患者的恐惧、疑虑和悲观的情绪,护士应针对患者的心理反应,反复强调手术的必要性,以取得患者的合作。

(2)患者保持良好的营养状态,以提高手术的耐受力,增加机体抵抗力。

(3)患者肠道准备充分,符合手术要求。肠道准备:术前三天进半流食,给予肠道抑菌剂;术前两天进流质;术前一天禁食;术前晚行清洁灌肠。

(二)术后护理

1.饮食护理

术后 6 小时可以进食流质饮食。排气后可以逐渐由清流、流质、半流质至普食,嘱患者多饮水,每天 3000 mL。①膀胱部分切除术:待肛门排气后,可以进食营养丰富的食物;②膀胱全切回肠膀胱术:胃肠减压 2～3 天,禁食 3～4 天,禁食期间给予静脉营养;③经尿道膀胱肿瘤电切术:术后 6 小时可正常进食。

2.体位

术后麻醉已过,血压平稳后可取半卧位,膀胱全切术后卧床 8～10 天。

3.观察生命体征

是否发现休克的症状和体征。

4.引流管的护理

(1)经尿道膀胱肿瘤电切术:保持冲洗的通畅,观察冲洗的颜色。

(2)膀胱全切回肠代膀胱:膀胱造瘘管、腹腔引流管的护理。

(三)并发症的护理

1.出血

膀胱全切手术创伤大、术后可发生出血。需密切观察血压、脉搏、引流物的性状,若血压下降、脉搏加快、引流管内引出鲜血(每小时超过 100 mL 以上易凝固),提示有出血,应及时通知医师处理。

2.感染

密切观察病情、观察引流管、引流物的状况;观察体温变化;观察伤口及引流管内引流物的量和性质;应用抗菌药物防止感染发生。

3.尿瘘

密切观察切口敷料有无渗尿,引流管周围有无尿液流出,如有及时通知医师给予对症处理。

(四)心理护理

向患者讲解疾病的有关知识,告知患者手术的安全性和必要性,给予患者心理支持。护理人员要关心、体贴患者,倾听患者的诉说并为患者提供表达内心顾虑、恐惧、感受和期望的机会,向患者介绍本院的医疗技术水平,请已做过手术的患者给予现身说教,稳定患者的情绪。告知患者练习深呼吸、有效的咳嗽可减少术后并发症。

六、健康指导

(1)从事染料、橡胶皮革、塑料制品、油漆及有机化学加工等职业的人员应做好劳动保护,避免直接接触有害物质。

(2)及时治疗膀胱慢性炎症、尿路结石等疾病。

(3)戒烟,减少咖啡饮用量,避免食用糖精,慎重应用镇痛药等。

(4)对尿流改道的患者,应教会其护理的方法。

(5)膀胱癌术后坚持膀胱灌注化疗药物。

(6)适当锻炼、加强营养、增强体质。

(7)告知患者膀胱癌易复发,术后3年内应定期复查。

(8)长期留置尿管者定时夹闭尿管,训练膀胱功能。拔管后发生排尿困难可腹部热敷,温水冲洗外阴,听流水声诱导排尿。

第四节 肾 癌

肾癌即肾细胞癌,指起源于肾实质泌尿小管上皮系统的恶性肿瘤,是最为常见的肾实质恶性肿瘤,占原发肾肿瘤的85%,占成年人恶性肿瘤的3%。高发年龄为50~70岁,男性多于女性,比例约为2:1,无明显的种族差异。

一、病因

目前认为与下列因素有关。

(一)吸烟

可能是肾癌的危险因素。

(二)环境接触

汽车尾气及温室气体排放量大,大气污染,森林面积减少,生态平衡受到破坏。

(三)职业接触

长期接触金属镉和铅的工人、报业工人、皮革和石棉及焦炭工人、干洗业工作者等。

(四)其他因素

遗传因素、肥胖、高血压、放射线、饮食因素等。

二、临床表现

(一)血尿

无痛性肉眼血尿是患者就诊的初发症状。

(二)肿块

肿瘤长大后,可在肋缘下触及包块,表面不平。

(三)疼痛

早期无任何不适,病变晚期则可以由于肿瘤包块压迫肾包膜或牵拉肾蒂而引起腰部酸胀坠痛。

三、治疗

(一)手术治疗

已经确诊,及早进行以手术为主的综合治疗。手术方式分为单纯肾切除术和根治性肾切除术。

(二)激素治疗

黄体酮、睾酮对转移性肾癌具有缓解病情的作用。

(三)免疫治疗

干扰素、白细胞介素Ⅱ、卡介苗、转移因子等。

四、护理评估

(一)健康史

护士应收集患者血尿的特点(性质、持续时间、部位等)、既往史、家族史、饮酒史、吸烟史、生活方式及对肾癌的了解程度,了解家族中有无肾癌发病者,初步判断肾癌的患病时间。

(二)发病特点

患者有无血尿及血尿的程度,有无排尿形态的改变和经常性腰痛,本次发病是体检时无意发现还是出现血尿、腰痛或自己扪及包块而就医,不适是否影响患者的生活质量。

(三)身体状况

包括肿块的位置、大小、数量、有无触痛、活动度情况。全身重要脏器功能状况,有无转移灶的表现及恶病质。

(四)辅助检查

(1)B超检查:能够准确地区分肿瘤的大小查出直径 1 cm 以上的肿瘤。

(2)X线检查:泌尿系统平片可见肾外形增大,偶见肿瘤散发钙化。

(3)CT 检查:对肾病肿块的检出率近 100%,肿瘤诊断正确率达 95%。

(4)MRI 检查:灵敏度与 CT 相似,MRI 检查对肾肿瘤分期的准确性优于 CT。

五、护理措施

(一)一般护理

术后生命体征平稳后取健侧卧位,避免过早下床。行全肾切除的患者术后一般卧床 $3\sim5$ 天,行肾部分切除术者常需要卧床 $1\sim2$ 周。

(二)饮食护理

术前指导患者进食营养丰富的食品,提供色香味俱全的饮食及良好的就餐环境,促进患者的食欲,对胃肠功能差的患者,术前给予静脉营养支持,必要时给予输血来提高血红蛋白浓度及患者的抵抗力,保证患者术后早日康复。术后先禁食、禁水,肛门排气后给予流质、半流质饮食,逐渐过渡到普食。

(三)用药护理

护士需要评估并记录患者血尿持续的时间、特点及伴随的症状,疼痛的部位、性质等,遵医嘱给予患者抗炎、止血、止痛等药物对症治疗。向患者讲解用药的目的、注意事项及不良反应,给予心理支持。

(四)手术治疗的护理

1.手术前护理

(1)在做好营养支持及心理护理的同时,做好术前准备:嘱患者保持情绪稳定,避免焦虑,备皮后洗头、洗澡更衣,准备好需要的各种物品。

(2)术前护理:护士向患者讲解将要接受的手术方式,手术的安全性和必要性,向患者说明术前胃肠道准备和术区及会阴部清洁的重要性。遵医嘱给予术前用药并注意观察用药后的反应。术区备皮范围上自乳头平线,下至耻骨联合,前后均过正中线,会阴部剃掉阴毛。术前常规灌肠,术后肠蠕动未恢复前需禁食、禁水,给予健康指导。

2.术后护理

(1)密切观察患者生命体征的变化。按手术及麻醉方式决定术后体位,保持尿管及创区引流管通畅,防止打折、扭曲、受压,观察各引流管引流液的颜色、性质、气味的变化。每天做会阴护理2次,每周更换引流袋1次,排气候鼓励患者多饮水预防泌尿系统感染的发生。观察创区敷料有无渗出,如有及时给予对症处理,鼓励患者尽量活动,以增加肠蠕动,促进患者早日康复。注意询问患者有无疼痛,向患者讲解分散疼痛注意力的方法,如听音乐、看书、与亲属聊天等,必要时遵医嘱给予止痛药物对症治疗,腹腔镜手术后注意观察有无气胸及皮下气肿的发生。

(2)改善患者的营养状况。①饮食指导:胃肠道功能健全的人选择营养丰富的食物,改善就餐环境和提供色香味较佳的饮食,以增加患者食欲。②营养支持:对胃肠功能障碍者,在手术前后通过静脉途径给予营养支持,贫血者可予少量多次输血,以提高血红蛋白水平及抵抗力,保证术后顺利康复。

(3)减轻患者焦虑和恐惧。①因担心得不到及时有效的诊治而表现为恐惧、焦虑的患者,护理人员要主动关心患者,倾听患者诉说,适当解释病情,告知手术的必要性和可行性,以稳定患者情绪,争取患者的积极配合。②担心术后并发症、手术后形象及生活质量的患者,应加强术前各项护理措施的落实,让患者体会到手术前的充分准备,告知患者手术治疗的良好疗效,消除患者的恐惧心理。

(4)心理护理。给予患者心理支持,护理人员主动关心患者,倾听患者的诉说,向患者讲解有关知识,告知患者手术的安全性和必要性,向患者介绍本院的医疗技术水平,请已经做过手术的患者给予现身说教。

3.并发症的护理

(1)出血:术后定时测量血压、脉搏、呼吸及体温,注意观察患者意识。若患者术后引流液量较多、色鲜红且很快凝固,同时伴血压下降、脉搏增快,常提示有出血,应立即通知医师处理。护理措施:遵医嘱应用止血药物;对出血量大、血容量不足的患者给予输液和输血;对经处理出血未能停止者,积极做好手术止血准备。

(2)感染:保持切口的清洁、干燥,敷料渗湿时予以及时更换。遵医嘱应用抗生素,并鼓励患者多饮水;若患者体温升高、伤口处疼痛并伴有血白细胞计数和中性粒细胞比例升高、尿常规示有白细胞时多提示有感染,应及时通知医师并协助处理。

六、健康指导

(一)用药指导

尽量避免服用对肾脏有损害的药物。

(二)活动与休息指导

一个月后适当从事轻体力活动和康复锻炼,防止疲劳和体力过多消耗。术后 3 个月内不能参加体力劳动和剧烈的活动,要保证充足的睡眠。

(三)饮食

进食高蛋白、高热量、富含维生素食物。

(四)复诊指导

每 2~3 个月复查 1 次腹部 B 超、X 线、核素骨扫描、CT,了解肿瘤有无复发及转移,终身随访,如果出现血尿、腰痛等不适症状立即就医。

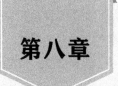

第八章　妇产科常见病的护理

第一节　盆腔炎性疾病

盆腔炎性疾病(pelvic inflammatory disease,PID)是指女性上生殖道及其周围组织的炎症,主要有子宫内膜炎、输卵管炎、输卵管卵巢脓肿、盆腔腹膜炎。最常见的是输卵管炎。引起盆腔炎的病原体有 2 个来源,来自外界的病原体如淋病奈瑟菌、沙眼衣原体、结核分枝杆菌、铜绿假单胞菌和原寄居于阴道内的菌群包括厌氧菌及需氧菌。初潮前、绝经后或未婚者很少发生盆腔炎。盆腔炎大多发生在性活跃期,有月经的妇女。炎症可局限于一个部位,也可以同时累及几个部位,单纯的子宫内膜炎或卵巢炎较少见。盆腔炎分为急性盆腔炎和慢性盆腔炎。

一、病因

(一)急性盆腔炎

1.宫腔内手术操作后感染

如子宫颈检查、子宫输卵管造影术、刮宫术、输卵管通液术等,由于手术消毒不严格引起的感染或术前适应证选择不当引起炎症发作或扩散。长期放置宫内节育器后也有继发感染形成慢性炎症的可能,以及慢性盆腔炎急性发作。

2.产后或流产后感染

分娩后或流产后产道损伤、组织残留于宫腔内,或手术无菌操作不严格,均可发生急性盆腔炎。

3.其他原因

经期卫生不良,使用不洁的卫生垫、经期性交、不洁性生活史、早年性交、多

186

个性伴侣、性交过频者可导致性传播疾病的病原体入侵,邻近器官炎症蔓延均可导致炎症。

(二)慢性盆腔炎

常为急性盆腔炎未能彻底治疗,或患者体质较差病程迁延所致,但亦可无急性盆腔炎病史。慢性盆腔炎病情较顽固,当机体抵抗力较差时,可有急性发作,严重影响妇女健康、生活、工作。

二、病理

(一)子宫内膜炎及子宫肌炎

子宫内膜充血、水肿、有炎性渗出物,严重者内膜坏死、脱落形成溃疡。可发生于产后、流产后或剖宫产后,因胎盘、胎膜残留或子宫复旧不良,极易感染,严重者宫颈管粘连形成宫腔积脓。也见于绝经后雌激素低下的老年妇女,由于内膜菲薄,易受细菌感染。

(二)输卵管炎与输卵管积水

输卵管炎多为双侧性,输卵管呈轻度或中度肿大,伞端可部分或完全闭锁,并与周围组织粘连。输卵管炎症较轻时,伞端及峡部粘连闭锁,浆液性渗出物积聚形成输卵管积水。有时输卵管积脓变为慢性,脓液逐渐被吸收,浆液性液体继续自管壁渗出充满管腔,亦可形成输卵管积水。积水输卵管表面光滑,管壁甚薄,形成腊肠或呈曲颈的蒸馏瓶状,可游离或与周围组织有膜样粘连。

(三)输卵管卵巢炎及输卵管卵巢囊肿

输卵管发炎时波及卵巢,输卵管与卵巢相互粘连形成炎性肿块,或输卵管伞端与卵巢粘连并贯通,液体渗出形成输卵管卵巢囊肿,也可由输卵管卵巢脓肿的脓液被吸收后由渗出物替代而形成。

(四)盆腔结缔组织炎

内生殖器急性炎症或阴道、宫颈有创伤时,病原体经淋巴管进入盆腔结缔组织而引起组织充血、水肿及中性粒细胞浸润。开始局部增厚,质地较软,边界不清,以后向两侧盆壁呈扇形浸润,若组织化脓则形成盆腔腹膜外脓肿,可自发破入直肠或阴道。若由宫颈炎症蔓延至宫骶韧带处,会使纤维组织增生、变硬,若蔓延范围广泛,可使子宫固定,宫颈旁组织也增厚,形成"冰冻骨盆"。

(五)盆腔腹膜炎

盆腔内器官发生严重感染时往往蔓延到盆腔腹膜。发炎的腹膜充血、水肿,并有少量含纤维素的渗出液,形成盆腔脏器粘连。当有大量的脓性渗出液积聚于粘连的间隙内,可形成散在小脓肿;积聚于直肠子宫陷凹处则形成盆腔脓肿,较多见。脓肿可破入直肠而使症状突然减轻,也可破入腹腔引起弥漫性腹膜炎。

(六)败血症及脓毒血症

当病原体毒性强、数量多、患者抵抗力降低时常发生败血症。多见于严重的产褥感染、感染性流产及播散性淋病。发生盆腔炎性疾病后若身体其他部位发现多处炎症病灶或脓肿者,应考虑有脓毒血症存在,需经血培养证实。

(七)肝周围炎(Fitz-hugh-Curtis 综合征)

肝周围炎是指肝包膜炎症而无肝实质损害的肝周围炎。淋病奈瑟菌及衣原体感染均可引起。由于肝包膜水肿,吸气时右上腹疼痛。肝包膜上有脓性或纤维渗出物,早期在肝包膜与前腹壁腹膜之间形成松软粘连,晚期形成琴弦样粘连。5%~10%输卵管炎可出现此综合征,临床表现为继下腹痛后出现右上腹痛,或下腹疼痛与右上腹疼痛同时出现。

三、临床表现

(一)急性盆腔炎

1.症状

轻者无症状或症状轻微,常见症状为下腹痛、发热、阴道分泌物增多,重者可有寒战、高热、头痛、食欲缺乏。若有脓肿形成可有下腹部包块及局部压迫刺激症状。

2.体征

患者呈急性面容,体温升高,心率加快,腹胀,小腹伴有压痛、反跳痛及肌紧张,肠鸣音减弱或消失。妇科检查阴道可充血,大量脓性分泌物从宫颈外流;宫颈充血、水肿、举痛明显;宫体增大,有压痛,活动受限;子宫两侧压痛明显,若有脓肿形成则可触及包块且压痛明显。急性盆腔炎发展可引起弥漫性腹膜炎、败血症、感染性休克,严重者可危及生命。

(二)慢性盆腔炎

1.症状

全身症状多不明显,有时出现低热、乏力。由于病程较长,部分患者可有神经衰弱症状。当患者抵抗力下降时,易急性发作。慢性炎症形成的瘢痕粘连以及盆腔充血,常引起腰骶部酸痛、下腹部坠胀、隐痛。常在月经前后、劳累、性交后加重。慢性炎症导致盆腔淤血,患者出现经量增多;输卵管粘连堵塞可致不

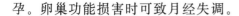

孕。卵巢功能损害时可致月经失调。

2.体征

子宫后倾、后屈,活动受限或粘连固定。输卵管积水或输卵管卵巢囊肿,盆腔一侧或两侧可触及囊性肿物,活动受限。盆腔结缔组织炎时,子宫一侧或两侧有片状增厚、压痛,宫骶韧带常增粗、变硬,有触痛。输卵管炎症时子宫一侧或两侧触及呈索条状的增粗输卵管,伴有轻度压痛。

四、治疗要点

盆腔炎性疾病的治疗原则是及时给予足量的抗生素,必要时手术治疗。对慢性盆腔炎可采用支持疗法、物理治疗、药物治疗、中药治疗和手术治疗等措施控制炎症、消除病灶。

五、护理措施

(一)手术护理

为需手术治疗的患者做好术前准备、术中配合和术后护理。患者出现高热时宜采取物理降温;若有腹胀应行胃肠减压;遵医嘱输液并给予足量有效抗生素。注意纠正电解质紊乱和酸碱失衡状况;观察输液反应等。

(二)减轻不适

必要时,按照医嘱给予镇静镇痛药物缓解患者的不适。

(三)指导随访

对于接受抗生素治疗的患者应在 72 小时内随诊以确定疗效。若此期间症状无改善,则需进一步检查,重新进行评估,必要时行腹腔镜或手术探查。对沙眼衣原体及淋病奈瑟菌感染者,可在治疗后 4～6 周复查病原体。

第二节　子宫颈癌

子宫颈癌(carcinoma of cervix or cervical cancer)是妇科最常见的恶性肿瘤,高发年龄为 50～55 岁,近年发病有年轻化的趋势。近 40 年来,由于宫颈细胞学筛查的普遍应用及长期广泛开展防癌的宣传及普查、普治工作,使子宫颈癌和癌前病变得以早期发现和治疗,子宫颈癌发病率和病死率明显下降。

一、病因

子宫颈癌的病因目前尚未完全明了。国内外大量临床和流行病学资料表明可能与下列因素有关:性活跃、初次性生活<16岁、早年分娩、多产等与子宫颈癌的发生密切相关;与有阴茎癌、前列腺癌或其性伴侣曾患子宫颈癌的高危男子性接触的妇女也易患子宫颈癌;高危型人乳头病毒(human papilloma virus,HPV)感染是子宫颈癌的主要危险因素。90%以上的子宫颈癌伴有高危型HPV感染。此外,单纯疱疹病毒Ⅱ型及人巨细胞病毒等也可能与子宫颈癌的发病有一定关系。子宫颈癌发病率还与地理因素、种族和经济状况等有关。吸烟可增加感染HPV效应。

二、病理

子宫颈癌的病变多发生在宫颈外的原始鳞-柱状交接部与生理性鳞-柱状交接部间所形成的移行带区。在移行带区形成过程中,未成熟的化生鳞状上皮代谢活跃,在一些物质如精子、精液组蛋白、人乳头瘤病毒等的刺激下,可发生细胞分化不良、细胞核异常、排列紊乱、有丝分裂增加,形成宫颈上皮内瘤样病变(cervical intraepithelial neoplasia,CIN),其中包括宫颈不典型增生及宫颈原位癌。1967年,Richart提出这2种病变是宫颈浸润癌的癌前病变。

(一)巨检

宫颈上皮内瘤样病变、镜下早期浸润癌及极早期宫颈浸润癌,肉眼观察外观无明显异常,或类似一般宫颈糜烂。随着病程的发展,表现为以下4种类型。

1.外生型

此型最常见,又称菜花型。癌组织向外生长,最初呈乳头状或息肉样隆起,继而发展为向阴道内突出的菜花样赘生物,组织脆,触之易出血。常累及阴道。

2.内生型

内生型又称浸润型。癌组织向宫颈深部组织浸润,宫颈表面光滑或仅有表浅溃疡,宫颈肥大变硬,呈桶状。常累及宫旁组织。

3.溃疡型

不论外生型或内生型病变进一步发展,合并感染坏死,脱落后可形成凹陷性溃疡,严重者宫颈为空洞所代替,形如火山口状。

4.颈管型

癌灶发生在子宫颈管内,常侵入宫颈管及子宫峡部供血层,并转移到盆腔的淋巴结。不同于内生型,该型是由特殊的浸润型生长扩散到宫颈管。

(二)显微镜检

按组织发生学划分。子宫颈癌主要有鳞状细胞浸润癌和腺癌两大类,前者占 80%～85%,后者占 15%～20%。鳞癌与腺癌在外观上无明显差异,两者均可发生在宫颈阴道部或颈管内。按癌组织发展的程度,子宫颈癌可分为以下 3 个阶段。

1.宫颈不典型增生

根据发展的不同阶段,不典型增生分轻度、中度和重度,重度时与原位癌不易区别。镜下见底层细胞增生,从正常的仅 1～2 层底细胞增至多层,细胞排列紊乱,细胞核增大、深染,染色质分布不均,有核异质改变。

2.宫颈原位癌

宫颈原位癌又称上皮内癌(intraepithelial carcinoma)。癌变局限于子宫颈上皮内层,上皮全层极性消失、细胞显著异型、核大、深染、染色质部分不均,有核分裂象。但上皮基底膜仍完整,病变可累及腺体,但无间质浸润。

3.宫颈浸润癌

癌细胞进一步增殖,破坏上皮细胞基底膜,并侵入间质内。

三、转移途径

以直接蔓延和淋巴转移为主,血行转移极少见。

(一)直接蔓延

直接蔓延最常见,癌组织局部浸润,向邻近器官及组织扩散,向下累及阴道壁及穹隆,向上由宫颈管累及宫腔,癌灶向两侧可扩散至主韧带及子宫颈旁、阴道旁组织,甚至延伸至骨盆壁;晚期癌灶向前、后蔓延,可侵犯膀胱或直肠,形成膀胱阴道瘘或直肠阴道瘘。癌灶压迫或侵及输尿管时,可引起输尿管阻塞或肾积水。

(二)淋巴转移

癌组织局部浸润后侵入淋巴管,形成癌栓,随淋巴液引流进入局部淋巴结,经淋巴管引流扩散。最初受累的淋巴结有宫旁、宫颈旁或输尿管旁、闭孔、髂内、髂外;继而累及髂前、髂总、腹主动脉旁淋巴结和腹股沟深浅淋巴结。晚期癌还可出现左锁骨上淋巴结转移。

(三)血行转移

血行转移极少见,多发生在晚期。癌组织破坏小血管后,可经体循环转移到肺、肝或骨骼等。

四、临床表现

(一)症状

早期患者无明显症状、体征,随病情发展可有以下表现。

1.阴道流血

早期多为接触性出血,表现为性生活后或妇科检查后少量出血,晚期为不规则阴道流血。出血量根据病灶大小、侵及间质内血管情况而不同,早期出血量少,晚期病灶大则出血量较多,一旦侵蚀较大血管可能引起致命性大出血。年轻患者也可表现为经期延长,周期缩短,经量增多等;老年患者常为绝经后不规则阴道流血。一般外生型癌出血较早,量多;内生型癌出血较晚。子宫颈癌合并妊娠者常因阴道流血而就医。

2.阴道排液

多发生在阴道流血之后,白色或血性,稀薄如水样或米泔样,有腥臭味。晚期患者癌组织坏死伴感染时,则出现大量米汤样或脓性恶臭白带。

3.晚期症状

根据癌灶累及范围出现不同的继发性症状。当病变累及盆腔、腰骶神经、闭孔神经、坐骨神经时,患者出现严重持续性坐骨神经痛或腰骶部痛。当盆腔病变广泛时,患者因静脉和淋巴回流受阻,导致下肢肿痛、肾盂积水、输尿管阻塞。癌症末期患者表现为贫血、恶病质等全身衰竭症状。

(二)体征

宫颈上皮内瘤样病变、原位癌、镜下早期浸润癌及极早期宫颈浸润癌患者可无明显病灶,宫颈光滑或仅为慢性宫颈炎表现。随着宫颈浸润癌的生长发展,外生型癌可见宫颈表面有呈乳头状或息肉状突起的赘生物向外生长,继而向阴道突起,形成菜花状赘生物;合并感染时,表面有灰白色渗出物,质脆易出血。内生型则表现为宫颈肥大、质硬、宫颈管膨大如桶状,宫颈表面光滑或有表浅溃疡。晚期癌组织坏死脱落,宫颈表面形成凹陷性溃疡或空洞,伴恶臭。阴道壁受累时,可见赘生物生长或阴道壁变硬。宫旁组织受累时,双合诊、三合诊检查可扪及宫颈旁组织增厚、结节状、质硬或形成冰冻盆腔。

五、辅助检查

(一)子宫颈刮片细胞学检查

子宫颈刮片细胞学检查是用于宫颈癌筛查的主要方法。应在宫颈移行带区取材并染色、镜检。宫颈涂片用巴氏染色,结果分为 5 级。Ⅰ级为正常阴道细胞涂片;Ⅱ级一般为良性改变或炎症引起;Ⅲ级为发现可疑癌细胞;Ⅳ级为发现高度可疑癌细胞;Ⅴ级为发现形态可疑的多量癌细胞。The Bethesda System (TBS)系统是近年来提出的描述性细胞病理学诊断的报告方式。巴氏Ⅱ级涂片需要按炎症处理后,再重复涂片进一步检查;巴氏Ⅲ级及以上、TBS 分类中有上皮细胞异常时均应重复刮片检查并行宫颈活组织检查,以明确诊断。

(二)宫颈碘试验

将碘液涂抹宫颈及阴道穹隆部,观察着色情况,可识别宫颈病变的危险区,检测 CIN。若发现碘不着色区,需进行宫颈活组织检查,以提高诊断正确率。

(三)阴道镜检查

凡宫颈刮片细胞学检查巴氏Ⅲ级及以上者,TBS 分类为鳞状上皮内瘤变,均应在阴道镜观察下,选择可疑癌变部位进行宫颈活组织检查,以提高诊断正确率。

(四)宫颈和宫颈管活体组织检查

宫颈和宫颈管活体组织检查是确诊子宫颈癌和子宫颈癌前期病变的最可靠依据。宫颈有明显病灶时,可直接在癌灶部位取材。宫颈无明显癌变可疑区时,选择宫颈鳞-柱状细胞交接部 3 点、6 点、9 点和 12 点处取 4 处活体组织送检,或在碘试验、阴道镜下取材做病理检查,所取组织应包括间质及邻近正常组织。宫颈刮片阳性、宫颈光滑或宫颈活检为阴性时,需用小刮匙搔刮宫颈管,刮出物送病理检查。

(五)宫颈锥切术

宫颈刮片检查多次阳性而宫颈活检阴性者,或宫颈活检为原位癌需要确诊者。可采用冷刀切除、冷凝电刀切除或环形电切除,切除组织作病理切片检查。

六、治疗要点

子宫颈癌患者的治疗原则是以手术和放疗为主、化疗为辅的综合治疗。根据患者临床分期、年龄、生育要求、全身情况、医疗技术水平及设备条件等综合分析后确定适当的个体化治疗方案。

(一)手术治疗

手术治疗适用于Ⅰa～Ⅱa期患者无严重内外科并发症,无手术禁忌证者,根据病情选择不同术式,年轻患者卵巢正常可保留。

(二)放射治疗

放射治疗适用于各期患者,包括腔内照射和体外照射。对早期病例主张以腔内照射为主,体外照射为辅。晚期患者以体外照射为主,腔内照射为辅。放射治疗的优点是危险少、疗效高;缺点是个别患者对放疗不敏感,并可引起膀胱炎、放射性直肠炎等并发症。

(三)手术及放射综合疗法

局部病灶较大者,可先做放疗,待癌灶缩小后再行手术。手术治疗后淋巴结或宫旁组织有转移或切除残端有癌细胞残留者,可术后放疗消灭残存癌灶,减少复发。

(四)化学药物治疗

化学药物治疗主要适用于晚期或复发转移的子宫颈癌患者。近年,也用于术前静脉或动脉灌注化疗,以缩小肿瘤病灶,也用于放疗的辅助治疗。常采用以铂类为基础的联合化疗方案。

对子宫颈癌合并妊娠者,应根据妊娠月份及肿瘤发展情况确定其治疗方案。对确定为原位癌者应严密随访,直至妊娠足月时行剖宫产术结束分娩,产后需继续随访。对确诊为宫颈浸润癌者,应立即终止妊娠,并接受相应治疗。

七、护理措施

一般护理同妇科手术患者,宫颈癌患者需特殊注意:

(一)提供预防保健知识

大力宣传与子宫颈癌发病有关的高危因素,早期发现及诊治 CIN,以阻止宫颈浸润癌的发生。30 岁以上妇女每 1～2 年应普查 1 次,对确诊为 CIN Ⅰ 级者,可按炎症处理,每 3～6 个月随访刮片检查结果,必要时再次活检;确诊为 CIN Ⅱ 级者,应选用冷冻、电熨等宫颈炎的物理治疗法,术后每 3～6 个月随访 1 次;确诊为 CIN Ⅲ 级者,一般主张子宫全切除术,对尚未生育及有生育要求的患者,可行宫颈锥形切除术,术后定期随访。已婚妇女,尤其是绝经前后有月经异常或有接触性出血者,及时就医,警惕生殖道癌的可能。

(二)术前准备

手术前 3 天使用消毒剂消毒宫颈及阴道。菜花型癌患者有活动性出血可能,需用消毒纱条填塞阴道压迫止血,并认真交接班,按时如数取出或更换纱条。手术前夜给予清洁灌肠,以保证肠道呈空虚、清洁状态。

(三)术后护理

子宫颈癌根治术涉及范围广,患者术后反应大,密切观察并记录患者意识状态、生命体征及出入液量。保持导尿管、腹腔各种引流管及阴道引流通畅,认真观察引流液颜色、性状及量。根据医嘱通常于术后 48～72 小时拔除引流管,术后 7～14 天拔除尿管。拔除尿管前 3 天间断放尿以训练膀胱功能。指导患者在拔尿管后尽早排尿;如不能正常排尿应及时处理,必要时给予重新留置尿管。指导卧床患者在床上进行肢体活动,避免因长期卧床导致并发症的发生。鼓励患者逐渐增加活动量,包括参与生活自理。术后需接受放疗、化疗的患者按相关内容进行护理。

(四)出院指导

对出院患者要讲明随访的重要性,并核实通信地址确保无误。首次随访为出院后 1 个月,2 年内每 3 个月随访 1 次;3～5 年内每 6 个月随访 1 次;第 6 年开始,每年随访 1 次,如发现异常应及时就诊。护士应根据患者身体状况对有关术后生活方式进行指导,包括根据机体康复情况逐渐增加活动量和活动强度,适当参加社会交往活动,或恢复日常工作。性生活的恢复需依术后复查结果而定。

第三节 功能失调性子宫出血

功能失调性子宫出血(dysfunctional uterine bleeding,DUB)简称功血,是由于调节生殖的神经内分泌机制异常引起的异常子宫出血,而全身及内外生殖器官无明显器质性病变存在。常表现为月经周期长短不一、经期延长、经量过多或不规则阴道流血。按发病机制可分为无排卵性功血和排卵性功血,70%～80%的患者属于无排卵性功血。功血可发生于月经初潮至绝经间的任何年龄,50%患者发生于绝经前期,30%发生于育龄期,20%发生于青春期。

一、病因与发病机制

(一)无排卵性功血

无排卵性功血多见于青春期和围绝经期妇女,育龄期少见。各期功血发病机制不同。

1.青春期

青春期中枢神经系统下丘脑-垂体-卵巢轴正常功能的建立需经过一段时间,如果此时受到机体内部和外界因素诸如过度劳累、应激、刺激、精神过度紧张、恐惧、忧伤、环境、气候骤变或肥胖等因素的影响,就可能引起功血。

2.围绝经期

妇女卵巢功能不断衰退,剩余卵泡对促性腺激素的反应性降低,卵泡未能发育成熟,雌激素分泌量波动不能形成排卵前高峰,故不排卵。

3.育龄期

可因内、外环境中某种刺激,如劳累、应激、流产、手术或疾病等引起短暂阶段的无排卵。亦可因肥胖、多囊卵巢综合征、高催乳素血症等长期存在的因素引起持续无排卵。

各种因素造成的无排卵,均导致子宫内膜受单一的雌激素刺激、无黄体酮对抗而发生雌激素突破性出血或撤退性出血。

(二)排卵性功血

较无排卵性宫血少见,多发生于育龄期妇女。卵巢虽然有排卵功能,但黄体功能异常,可分为黄体功能不足和子宫内膜不规则脱落两种类型。

1.黄体功能不足

由于神经内分泌调节功能紊乱,导致卵泡期卵泡刺激素(FSH)缺乏,卵泡发育缓慢,使雌激素分泌减少,从而对垂体及下丘脑正反馈不足;黄体生成素(LH)峰值不高,使黄体发育不全,孕激素分泌减少,使子宫内膜分泌反应不足。此外,生理性因素如初潮、分娩后及绝经过渡期,也可能因下丘脑-垂体-卵巢轴功能紊乱,导致黄体功能不足。

2.子宫内膜不规则脱落

在月经周期中,患者有排卵,黄体发育良好,但由于下丘脑-垂体-卵巢轴调节功能紊乱或黄体机制异常引起子宫内膜萎缩过程延长,导致子宫内膜不能如期完整脱落。

二、临床表现

(一)无排卵性功血

常见的症状是子宫不规则出血,特点是患者的月经周期紊乱,月经长短不一,出血量时多时少,可少至点滴淋漓,多至大量出血,不易自止。少数表现为类似正常月经的周期性出血,但量较多。出血期不伴有下腹疼痛或其他不适,出血多或时间长的患者常伴贫血,大量出血可导致休克。

(二)排卵性功血

排卵性功血主要表现如下。①黄体功能不足:表现为月经周期缩短,月经频发。有时月经周期虽在正常范围内,但是卵泡期延长,黄体期缩短,故不易受孕或孕早期流产发生率高。②子宫内膜不规则脱落:表现为月经周期正常,但经期延长,多达 9～10 天,且出血量多。③围排卵期出血:出血期<7 天,出血停止后数天又出血,量少,多数持续 1～3 天,时有时无。出血原因不明,可能与排卵后激素水平波动有关。

三、辅助检查

(一)妇科检查

盆腔检查排除器质性病灶,常无异常发现。

(二)诊断性刮宫

目的是止血,明确子宫内膜病理诊断。于月经前 3～7 天或月经来潮后 6 小时内刮宫,以确定排卵或黄体功能。为确定是否子宫内膜不规则脱落,应在月经期第 5～6 天进行诊刮。不规则流血者可随时进行刮宫。诊刮时应注意宫腔大小、形态、宫壁是否光滑,刮出物的性质和量。

(三)宫腔镜检查

在宫腔镜直视下选择病变区进行活检,较盲取内膜的诊断价值高。可排除宫腔内病变,如子宫内膜息肉、子宫黏膜下肌瘤、子宫内膜癌等。

(四)基础体温测定

基础体温测定是测定排卵的简易可行方法。无排卵性功血者基础体温无上升改变,呈单相曲线,提示无排卵。排卵性功血者则表现为基础体温呈双相,但排卵后体温上升缓慢者,或上升幅度偏低,升高时间仅维持 9～10 天即下降者提示黄体功能不全。若黄体萎缩不全致子宫内膜脱落不全者,则基础体温呈双相,但下降缓慢。

(五)宫颈黏液结晶检查

经前出现羊齿植物叶状结晶提示无排卵。

(六)阴道脱落细胞涂片检查

判断雌激素影响程度。一般表现为中、高度雌激素影响。

(七)激素测定

激素测定为确定有无排卵,可测定血清黄体酮或尿孕二酮,若呈卵泡期水平为无排卵。为排除其他内分泌疾病,可测定血催乳激素水平及甲状腺功能。

四、治疗要点

功血的治疗原则是止血、纠正贫血、调整月经周期并防治感染。

(一)无排卵性功血

出血期间应迅速有效地止血并纠正贫血,血止后尽可能明确病因,并根据病因进行治疗,选择合适方案控制月经周期或诱导排卵,预防复发及远期并发症。

1.支持治疗

加强营养,改善全身状况。贫血者补充铁剂、维生素 C 和蛋白质。贫血严重者需输血。

2.药物治疗

内分泌治疗效果较好,但应根据不同年龄采取不同方法。治疗青春期少女和生育期妇女应以止血、调整周期、促使卵巢功能恢复和排卵为原则;围绝经期妇女止血后则以调整周期、减少经量,防止子宫内膜病变为原则。通常遵医嘱采用性激素止血和调整月经周期。

(1)止血:少量出血者使用最低有效量性激素减少药物不良反应;对大量出血患者,要求在性激素治疗 6~8 小时内见效,24~48 小时内出血基本停止,若 96 小时以上仍不止血,应考虑有器质性病变存在。常用的内分泌药物有孕激素、雌激素、雄激素、抗前列腺素及其他止血药如卡巴克络、酚磺乙胺等。

(2)调整月经周期:青春期及生育期无排卵性功血患者,需恢复正常的内分泌功能,以建立正常月经周期;对围绝经期妇女起到控制出血、预防子宫内膜增生症的发生。一般连续用药 3 个周期。常用的调整月经周期的方法有 3 种:①雌、孕激素序贯疗法;②雌、孕激素合并使用;③后半周期疗法。

雌、孕激素序贯疗法:即人工周期,此法适用于青春期功血或育龄期功血内源性雌激素水平较低者,通过模拟自然月经周期中卵巢的内分泌变化将雌、孕激素序贯应用,使子宫内膜发生相应变化,引起周期性脱落。一般连续应用 3 个周期,用药 2~3 个周期后,患者常能自发排卵。

雌、孕激素合并应用:雌激素使子宫内膜再生修复,孕激素可以限制雌激素引起的内膜增生程度。适用于育龄期功血或围绝经期患者及内源性雌激素水平较高者。连用 3 个周期,撤药后出血,血量减少。

后半周期疗法:适用于青春期或绝经过渡期功血患者。可于月经周期后半期(撤药性出血的第 16～25 天)服用甲羟孕酮或肌内注射黄体酮,连用 10 天为一个周期,共 3 个周期为一个疗程。

(3)促进排卵:适用于青春期功血和育龄期功血尤其是不孕患者。促排卵治疗可从根本上防止功血复发。常用的药物有氯米芬(clomiphene citrate,CC,又名克罗米芬)、人绒毛膜促性腺激素(human chorionic gonadotropin,HCG)和人绝经期促性腺激素(human menopausal gonadotropin,HMG),和促性腺激素释放激素激动剂(gonadotropin relea-sing hormone agonist,GnRHa)。

3.手术治疗

(1)刮宫术:最常用,既能明确诊断,又能迅速止血。围绝经期出血患者激素治疗前宜常规刮宫,最好在子宫镜下行分段诊断性刮宫,以排除子宫腔内细微器质性病变。青春期功血患者出血少者可先服用 3 天抗生素后进行,如出血多应立即进行。

(2)子宫内膜切除术:很少用以治疗功血,适用于经量多的围绝经期妇女和经激素治疗无效且无生育要求的生育期妇女。优点是创伤小,可减少月经量,部分患者可达到闭经效果;缺点是组织受热效应破坏影响病理诊断。

(3)子宫切除术:对药物治疗效果不佳或无效,并了解了所有治疗功血的可行方法后,可由患者和家属知情选择接受子宫切除。

(二)排卵性功血

1.黄体功能不足

治疗原则为促进卵泡发育,刺激黄体功能及黄体功能替代。分别应用氯米芬、绒促性素和黄体酮。氯米芬可促进卵泡发育,诱发排卵,促使正常黄体形成。绒促性素可促进及支持黄体功能。黄体酮补充黄体分泌黄体酮的不足,用药后使月经周期正常,出血量减少。

2.子宫内膜不规则脱落

治疗原则为调节下丘脑-垂体-卵巢轴的反馈功能,使黄体及时萎缩,常用药物有孕激素和绒促性素。孕激素作用是通过调节下丘脑-垂体-卵巢轴的反馈功能,使黄体萎缩,内膜及时完整脱落。

五、护理措施

(一)一般护理

观察并记录患者的生命体征、出血量,嘱患者保留出血期间使用的会阴垫及内裤,以便准确地估计出血量。出血量较多者应卧床休息,贫血严重者,遵医嘱做好输血、止血措施。

(二)补充营养

成人体内大约每 100 mL 血中含 50 mg 铁,行经期妇女,每天从食物中吸收铁 0.7~2.0 mg,经血多者应额外补充铁。向患者推荐含铁较多的食物如猪肝、豆角、蛋黄、胡萝卜、葡萄干等。按照患者的饮食习惯,制订适合于个人的饮食计划,保证患者获得足够的铁、维生素 C 和蛋白质等营养。

(三)预防感染

监测患者体温、脉搏、子宫体压痛、白细胞计数和分类,保持局部清洁,做好会阴护理。如有感染征象,及时与医师联系并遵医嘱应用抗生素治疗。

(四)遵医嘱使用性激素

性激素使用方法包括:①按时按量服用性激素,保持药物在血中的浓度稳定,不得随意停服和漏服,以免因性激素使用不当引起子宫出血。②指导患者在治疗期间严格遵医嘱正确用药,如出现不规则阴道流血,应及时就诊。③药物减量必须按规定在出血停止后才能开始,每 3 天减量 1 次,每次减量不得超过原剂量的 1/3,直至维持量。

(五)心理护理

心理护理内容包括:①鼓励患者表达内心感受,耐心倾听患者的诉说,了解患者的疑虑。②向患者解释病情及提供相关信息,帮助患者澄清问题,摆脱焦虑。也可交替使用放松技术,如看电视、听广播、看书等分散患者的注意力。

第四节　妊娠期高血压疾病

妊娠高血压疾病是妊娠期特有的疾病,包括妊娠期高血压、子痫前期、子痫、慢性高血压并发子痫前期以及妊娠合并慢性高血压。其中妊娠期高血压、子痫前期和子痫以往统称为妊娠高血压综合征。

一、病因及发病机制

本病的基本病理生理变化是全身小动脉痉挛。由于小动脉痉挛,造成管腔

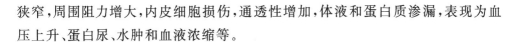

狭窄,周围阻力增大,内皮细胞损伤,通透性增加,体液和蛋白质渗漏,表现为血压上升、蛋白尿、水肿和血液浓缩等。

二、临床表现

(一)妊娠期高血压

血压≥140/90 mmHg,妊娠时首次出现,并于产后 12 周内恢复正常;尿蛋白(一);患者可伴有上腹部不适或血小板计数减少,产后方可确诊。

(二)子痫前期轻度

血压≥140/90 mmHg,妊娠 20 周后出现;尿蛋白≥300 mg/24 h 或随机尿蛋白(+);可伴有上腹部不适、头痛等症状。

(三)子痫前期重度

血压≥160/110 mmHg;尿蛋白≥2.0 g/24 h 或(++);血肌酐>106 μmol/L;血小板计数<100×10^9/L;微血管病性溶血(血 LDH 升高);血清 ALT 或 AST 升高;持续性头痛或其他脑神经或视觉障碍;持续性上腹不适。

(四)子痫

先表现为眼球固定,瞳孔散大,头扭向一侧,牙关紧闭,继而口角及面部肌肉颤动,数秒后全身及四肢肌肉强直,双手紧握,双臂伸直,发生强烈的抽动。抽搐时呼吸暂停,面色青紫。持续 1 分钟左右,抽搐强度减弱,全身肌肉松弛,随即深长吸气而恢复呼吸。

(五)慢性高血压并发子痫前期

高血压孕妇妊娠 20 周前无蛋白尿,孕 20 周后出现尿蛋白或尿蛋白增加、血压进一步升高。

(六)妊娠合并慢性高血压

血压≥140/90 mmHg,孕前或孕 20 周前或孕 20 周后首次诊断高血压并持续到产后 12 周后。

三、辅助检查

(1)尿常规检查:根据尿蛋白量确定病情严重程度。

(2)血液检查:测定血红蛋白、血细胞比容、血浆黏度、全血黏度以了解血液浓缩程度,重症患者应测定血小板计数、凝血时间,了解有无凝血功能的异常。

(3)肝肾功能测定:转氨酶及尿素氮、肌酐、尿酸测定。

(4)眼底检查:眼底动静脉管径 2∶3 变为 1∶2,甚至 1∶4。

四、治疗要点

治疗原则是镇静、解痉、降压、利尿,适时终止妊娠。

(一)一般治疗

注意休息,调节饮食,左侧卧位。

(二)药物治疗

解痉药物首选硫酸镁,镇静药物常用地西泮和冬眠合剂,降压药物有肼屈嗪和卡托普利等,扩容药物有人血清蛋白、全血、平衡液和低分子右旋糖酐。

(三)适时终止妊娠

适时终止妊娠是彻底治疗妊娠期高血压疾病的重要手段。

(四)妥善处理子痫患者

子痫是本病最严重的阶段,直接关系母儿安危,应积极处理。处理原则:控制抽搐,纠正缺氧和酸中毒,在控制血压、抽搐的基础上终止妊娠。

五、护理措施

(一)预防产妇及胎儿受伤

1.环境

妊娠高血压疾病患者应安排在安静避光的房间,室内配备避光窗帘,为患者提供安静的环境。

2.饮食、卧位与休息

指导患者合理饮食,减少脂肪和盐的摄入;增加蛋白质,维生素,富含铁、钙、锌的食物。建议孕妇左侧卧位,每天休息≥10 小时。

3.病情评估与观察

每班严格评估患者是否出现头痛、恶心、视力改变、上腹不适、水肿、呼吸、心率、皮肤、排尿、阴道流血等状况,定时评估患者血压变化和尿蛋白变化,做好护理记录,及时与医师沟通,制订合理治疗护理方案。严格监护胎心变化和 B 超检查,评价胎儿宫内发育状况和胎盘功能,做好健康指导工作。

4.配合医师治疗与护理

按医嘱应用硫酸镁肌内注射和静脉注射,硫酸镁为目前治疗子痫前期首选药物;应用鼻导管间断吸氧,可增加血氧含量,改善全身主要脏器和胎盘的氧供,

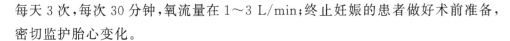

每天 3 次,每次 30 分钟,氧流量在 1～3 L/min;终止妊娠的患者做好术前准备,密切监护胎心变化。

(二)提供健康知识

1.妊娠早期

重视孕期健康教育工作,使孕妇及家属了解妊娠期高血压疾病的知识及对母儿危害,从而促进孕妇自觉于妊娠早期开始接受产前检查及预防措施,重视孕期产前检查,做好孕期保健,做到早预防、早干预、早治疗。

2.住院患者指导

住院患者指导:①对产妇进行饮食及休息指导,帮助患者掌握自我护理要领和心理护理方法。②告知患者用药及处置的目的,取得患者配合。③指导患者按要求留取尿标本,留取 24 小时尿进行蛋白检查,提供留取蛋白尿容器,容量3000～5000 mL,并在留取后标记尿量数值,便于化验;并关注患者尿蛋白及肾功能变化。④向患者讲解饮食、活动、康复、复诊的时间安排。

(三)子痫的护理

1.病情观察

抽搐与昏迷是最严重的表现,护士应特别注意发作状态、频率、持续时间、间隔时间,神志情况以及有无唇舌咬伤、骨折、窒息,及时与医师沟通,及时做好观察记录。

2.应急准备

备好抢救用的子痫盘,预防抽搐,尽早处置,防止患者发生胎盘早剥,安置患者在有床档的床上进行救治,必要时上约束带,防止患者发生坠床。

3.配合医师抢救

按医嘱给予患者药物治疗,备皮并给患者留置尿管。保持患者呼吸道通畅并立即给氧,用开口器或压舌板防止舌咬伤;保持室内安静,减少刺激,严密监护,并为终止妊娠做好准备工作;协助医师控制抽搐,必要时应用镇静药物;硫酸镁为子痫的首选解痉药物,25%硫酸镁溶液 20 mL＋10%葡萄糖 20 mL,静脉注射,5～10 分钟内推注,或 25%硫酸镁溶液 20 mL＋5%葡萄糖 200 mL,静脉滴注,每天 4 次。

4.应用硫酸镁注意事项

应用硫酸镁注意事项:①评价患者膝反射状况,判断有无减弱或消失;②呼吸有无抑制,≥16 次/分;③尿量 24 小时≥600 mL。

(四)自然分娩产时与产后的护理

1.分娩时护理

在第一产程中,应密切监测患者的血压、脉搏、尿量、胎心及子宫收缩情况以及有无自觉症状,及时与医师联系。在第二产程中,应尽量缩短产程,避免产妇用力,初产妇可行会阴侧切并用产钳或胎吸助产。在第三产程中,必须预防产后出血,在胎儿娩出前肩后立即按医嘱静脉注射缩宫素,禁用麦角新碱,及时娩出胎盘并按摩宫底,观察血压变化,重视患者主诉。分娩开始时开放静脉,胎儿娩出后测血压,病情稳定后送回病房。继续按医嘱给予硫酸镁治疗,加强用药护理。

2.产后护理

重症患者产后应按医嘱继续给予硫酸镁治疗 1～2 天,产后 24 小时至 5 天内仍有发生子痫的可能,故不可放松治疗及护理;使用大量硫酸镁的孕妇,产后易发生呼吸抑制、子宫收缩乏力、恶露较常人多,因此应严密观察子宫复旧情况,严防产后出血,做好护理记录。

第五节　前置胎盘

前置胎盘是指在孕 28 周后胎盘附着于子宫下段,甚至胎盘下缘达到或覆盖宫颈内口,其位置低于胎儿先露部的情形。国外报道前置胎盘的发病率是 0.5％,国内报道为 0.24％～1.57％。多见于经产妇及多产妇。

一、病因

(1)子宫内膜发育不良:子宫内膜损伤或瘢痕,可引起子宫内膜发育不良。

(2)胎盘异常:如胎盘面积过大或胎盘形状异常,常见多胎或巨大儿。

(3)受精卵发育迟缓:受精卵到达子宫腔后,滋养层尚未发育到可以着床的阶段,继续向下游走达到子宫下段,并在该处着床发育。

(4)宫腔形状异常:子宫畸形或子宫肌瘤等原因使宫腔的形态改变,胎盘附着在子宫下段。

(5)其他原因:有报道吸烟、吸毒者可引起胎盘血流减少,缺氧使胎盘代偿性增大。

二、临床表现

(一)无痛性阴道流血

前置胎盘患者在妊娠晚期或临产时,可出现突发无痛性的阴道反复流血。完全性前置胎盘在妊娠28周左右初次出血,称为"警戒性出血"。边缘性前置胎盘出血多发生在妊娠晚期或临产后,出血量较少。部分前置胎盘的初次出血时间、出血量及反复出血次数,介于两者之间。

(二)贫血、休克

患者一般状况与出血量有关,大量出血呈现面色苍白、脉搏增快微弱、血压下降等休克表现。腹部检查,子宫软,无压痛,大小与妊娠周数相符。由于反复多次或大量阴道流血,可致患者出现贫血,贫血程度与阴道流血量及流血持续时间成正比,出血严重可发生休克。

(三)胎位异常

常见胎头高浮。

(四)其他

反复出血或一次性出血量过多可使胎儿宫内缺氧,严重者胎死宫内。产后产妇抵抗力低,边缘性前置胎盘靠近宫口,细菌容易上行而发生产褥感染。子宫下段肌肉组织菲薄收缩力差,局部血窦不易闭合,又因胎盘附着处血运丰富、子宫颈组织脆弱,分娩时易撕裂等常发生产后出血。

三、辅助检查

B超检查可清楚看到子宫壁、胎先露部、胎盘及宫颈位置,并根据胎盘下缘与宫颈内口的关系确定前置胎盘的类型是目前安全有效的首选方法。妊娠中期B超检查发现胎盘前置者,不宜诊断为前置胎盘,而应称为胎盘前置状态。

四、治疗要点

处理原则是抑制子宫收缩、止血、纠正贫血和预防感染。

(一)期待疗法

期待疗法适用于妊娠<34周、胎儿体重<2000 g、胎儿存活、阴道流血量不多、一般情况良好的孕妇。

(二)终止妊娠

终止妊娠适用于孕妇反复发生多量出血甚至休克者,无论胎儿成熟与否,为了母亲安全应终止妊娠。

1.终止妊娠指征

终止妊娠指征:①胎龄达36周以上;②胎儿胎肺成熟者;③胎龄未达36周,出现胎儿窘迫征象或胎儿电子监护发现胎心异常者;④出血量多,危及胎儿;⑤胎儿已死亡或出现难以存活的畸形,如无脑儿。

2.终止方式

剖宫产是处理前置胎盘主要手段。子宫切口的选择原则上应避开胎盘,可参考产前B超胎盘定位。阴道分娩是指边缘性前置胎盘、枕先露、阴道流血不多、无头盆不称和胎位异常,估计在短时间内结束分娩者,可行试产。若破膜后先露部下降不理想,仍有出血或分娩进展不顺利,应立即改行剖宫产术。充分做好抢救准备,纠正贫血,预防感染,备血,做好处理产后出血和抢救新生儿的准备。

五、护理措施

(一)纠正休克

1.密切监测生命体征及血氧变化

应用心电血氧监测,动态评估患者血压、心率、呼吸、血氧饱和度,分析监测数值变化,动态评估患者状态,与医师及时汇报沟通,并准确及时记录。

2.监测胎儿安危

应用超声多普勒听胎心,正常值为120~160次/分,出现异常,反馈医师并及时做好护理记录,协助医师做B超检查,方便医师进行下一步诊断。

3.做好手术准备工作

准备工作包括:①按腹部手术患者的护理进行术前准备。②根据病情需立即接受终止妊娠的孕妇,安排孕妇去枕左侧卧位。③按医嘱及时完成实验室检查项目,并配血备用。

4.开放静脉通路

开通两路静脉通路,保证输血、输液、抢救使用。

5.配合医师抢救

备好抢救物品及药品,给予患者鼻导管或面罩吸氧,遵照医嘱调好氧流量。指导吸氧注意事项,密切观察患者血氧变化。

(二)期待疗法

1.监测病情

严密观察并记录孕妇生命体征,评估阴道流血的量与色、流血时间及一般状况,判断胎儿宫内状态,按医嘱及时完成实验室检查项目,并评估相关结果回报,及时记录,病情变化及时向医师反馈。

2.抑制子宫收缩

常用药物为硫酸镁,通过静脉滴注或静脉泵入。告知患者硫酸镁使用注意事项,重点观察有无面色潮红、呼吸困难、输液手臂感觉,妥善对患者进行解释和告知。询问患者腹部有无自觉症状,观察子宫收缩状况,做好相应记录。

3.保证休息与避免刺激

孕妇需要住院观察,绝对卧床休息,尤以左侧卧位为佳。避免各种刺激,以减少出血机会,进行腹部检查时动作要轻柔,禁做阴道检查及肛查。

4.贫血护理

遵照医嘱药物治疗,采用口服硫酸亚铁或输血。建议孕妇多食高蛋白及含铁丰富的食物,如动物肝脏,绿叶蔬菜以及豆类等,以纠正贫血、增加抵抗力。

5.预防便秘

嘱孕妇进营养丰富、富含维生素饮食,如水果蔬菜;告知孕妇定时排便,必要时遵医嘱给予开塞露肛门外用或口服缓泻剂,促进排便。

6.健康教育

讲解有关体位、休息、吸氧、用药、辅助检查、病情变化相关进展,指导患者避免吸烟、酗酒等不良行为,避免多次刮宫、引产或宫内感染,防止多产,减少子宫内膜损伤或子宫内膜炎。住院期间,指导产妇正确计数胎动方法,每4~6小时听胎心1次。采用鼻导管吸氧,每天3次,每次1小时,以提高胎儿血氧供应。积极正确引导孕妇情绪,评估检查结果、病情进展、患者性格特点,有的放矢做好疏导工作,帮助患者建立希望和信心。

(三)预防产后出血与感染

观察患者体温变化,严密观察产妇生命体征及阴道流血情况,发现异常及时报告医师处理。保持会阴清洁、干燥,每天会阴擦洗2次。胎儿娩出后,及早使用子宫收缩剂,以预防产后出血。

第六节　胎盘早剥

胎盘早期剥离是指妊娠20周后或分娩期,正常位置的胎盘在胎儿娩出前,部分或全部从子宫壁剥离,简称胎盘早剥。国外报道胎盘早剥的发病率为0.51%～2.33%,国内报道为0.46%～2.1%。

一、病因

(一)血管病变

妊娠期高血压疾病、慢性高血压、慢性肾脏疾病或全身血管病变的患者常并发胎盘早剥。其原因是妊娠合并上述疾病时,底蜕膜螺旋小动脉痉挛或硬化,远端毛细血管缺血坏死以致破裂出血,血液流至底蜕膜层形成水肿,导致胎盘自子宫壁剥离。

(二)机械性因素

当腹部受撞击、挤压,摔伤或行外倒转术纠正胎位时动作粗暴等,均可造成血管破裂而发生胎盘早剥。此外,脐带过短或因脐带绕颈、绕体等相对较短时,分娩过程中胎儿下降牵拉脐带也能造成胎盘早剥。

(三)子宫静脉压突然升高

妊娠晚期或临产后,孕妇长时间取仰卧位时,可发生仰卧位低血压综合征。此时由于巨大的妊娠子宫压迫下腔静脉,回心血量减少,血压下降,而子宫静脉淤血,静脉压升高,导致蜕膜静脉床淤血或破裂,部分或全部胎盘自子宫壁剥离。

(四)子宫内压力突然下降

羊水过多无论是在自然或人工破膜时,如果羊水流出过快或双胎分娩第1个胎儿娩出后,均可使子宫收缩致宫腔缩小而发生胎盘错位自子宫壁剥离。

(五)其他

其他高危因素包括吸烟、营养不良、吸毒、孕妇有血栓形成倾向、子宫肌瘤等。

二、病理

胎盘早剥的主要病理变化是底蜕膜出血,形成水肿,使胎盘自附着处剥离。分为显性剥离、隐性剥离及混合性剥离3种类型。

三、临床表现

(一)腹痛

妊娠晚期突然发生的腹部持续性疼痛,轻型胎盘早剥患者疼痛较轻微或无腹痛。重型胎盘早剥患者主要症状为突然发生的持续性腹部疼痛和腰酸、腰背疼,其程度与胎盘后积血多少呈正相关。严重时可出现恶心、呕吐,以及面色苍

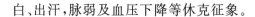

白、出汗,脉弱及血压下降等休克征象。

(二)阴道流血

阴道流血多为有痛性的。轻型表现阴道流血量一般较多,色暗红,贫血体征不显著。重型表现可无阴道流血或少量阴道流血及血性羊水,贫血程度与外出血量不相符。

(三)子宫强直性收缩

子宫强直性收缩主要见于重型胎盘早剥者。轻型表现子宫软,子宫收缩有间歇期,腹部压痛不明显或仅局部有压痛。重型表现偶见子宫收缩,子宫处于高张状态,硬如板状,压痛明显,胎位不正,子宫收缩间歇期不能放松,因此胎位触不清楚。

(四)皮肤、黏膜出血

重型表现弥散性血管内凝血与凝血功能障碍。临床上表现为皮下、黏膜或注射部位出血,子宫出血不凝或仅有较软的凝血块,有时尚可发生血尿、咯血及呕血等现象。

四、辅助检查

(一)B超检查

典型超声图像显示胎盘与子宫壁之间出现边缘不清楚的液性低回声区,胎盘异常增厚或胎盘边缘“圆形”裂开。

(二)实验室检查

实验室检查包括全血细胞计数及凝血功能检查。血纤维蛋白原<250 mg/L为异常,如果<150 mg/L对凝血功能障碍有诊断意义。

五、治疗要点

(一)纠正休克

对于休克危重患者,积极开放静脉通路,迅速补充血量改善血液循环。最好输新鲜血,既可补充血容量又能补充凝血因子,应使血细胞比容提高(在 0.3 以上),尿量>30 mL/h。

(二)及时终止妊娠

1.阴道分娩

患者一般状态良好,以外出血为主,宫口已扩张,短时间内能结束分娩可经阴道分娩。人工破膜使羊水缓慢流出,缩小子宫容积,用腹带裹紧腹部压迫胎盘使其不再继续剥离,必要时静脉滴注缩宫素缩短第二产程。产程中密切观察心率、血压、宫底高度、阴道流血量以及胎儿宫内状况,一旦发现病情加重或出现胎儿窘迫征象,应行剖宫产结束分娩。

2.剖宫产

初产妇不能在短时间内结束分娩,或出现胎儿窘迫,需抢救胎儿者,或胎儿已死亡,患者病情恶化,不能立即分娩者。剖宫产取出胎儿与胎盘后,立即注射子宫收缩剂,配以按摩子宫和热盐水纱布湿热敷子宫,多数子宫收缩转佳。难以控制的大量出血,可在输新鲜血、新鲜冰冻血浆及血小板的同时行子宫次全切除术。

(三)并发症处理

1.凝血功能障碍

必须迅速终止妊娠,阻断促凝物质继续进入母体血液循环基础上纠正凝血机制障碍。补充凝血因子,在高凝阶段主张及早应用肝素,禁止在有显著出血倾向或纤溶亢进阶段应用。适当应用抗纤溶药物。

2.肾衰竭

尿量<30 mL/h,应及时补充血容量。

六、护理要点

(一)纠正休克

1.密切监测生命体征及血氧变化

应用心电血氧监测,监测数值变化,动态评估患者,重点观察血压、脉搏、血氧变化,并准确记录。

2.监测胎儿安危

应用超声多普勒听胎心,正常值在120~160次/分,胎心异常及时向医师汇报,及时做好护理记录。

3.做好手术准备工作

准备工作:①按腹部手术患者的护理进行术前准备;②合理安排床位,方便抢救和护士监护;③按医嘱及时完成实验室检查项目,并配血备用;④配合医师完成其他相关辅助检查项目。

4.开放静脉通路

开通2条静脉通路,迅速补充血容量改善血液循环。做好输血准备工作,输新鲜血。

5.配合医师抢救

备好抢救物品及药品,给予患者经鼻导管或面罩吸氧,遵照医嘱调节氧流量。指导吸氧注意事项,密切观察患者血氧变化。

(二)预防并发症

1.凝血功能障碍观察

着重观察患者皮下、黏膜或注射部位有无出血,评估子宫出血凝集状况,观察患者尿血、咯血及呕血发生状况,及时反馈医师并做好相应记录。

2.急性肾衰竭观察

严格评估记录患者尿量,观察尿颜色、性状和量,出现尿少或无尿时应高度重视,及时报告医师并配合处理,并做好相应护理记录。

(三)预防产后出血

1.备血

胎盘早剥的产妇胎儿娩出后易发生产后出血,分娩前应配血备用。

2.促进子宫收缩

分娩后应及时给予子宫收缩剂,并配合按摩子宫,必要时按医嘱做切除子宫的术前准备。

3.正确评估出血量

产后应加强生命体征观察,分析血压及心率变化,合理调整输液速度。准确评估产后出血量,及时反馈医师并做记录。

(四)产褥期护理

1.观察体温

密切观察患者体温变化,体温过高可以遵医嘱给予物理降温,并嘱患者多饮水,饮水量每天应＞2000 mL。

2.饮食护理

指导患者在产后1周内进清淡的流质。摄入高蛋白、高维生素、富含铁的食物,增强营养,纠正贫血,促进机体恢复。

3.会阴护理

保持会阴清洁,防止感染,指导患者勤更换消毒会阴垫,用消毒液棉球进行擦洗,每天进行2次会阴护理。

4.乳房护理

指导早产儿产妇做好母乳喂养准备,指导正确使用吸乳器方法,促进乳汁分泌,为早产儿回到母亲身边做准备。死产者及时给予退乳措施,可在分娩后24小时内尽早按医嘱服用大剂量雌激素,同时紧束双乳,少进汤类,水煎生麦芽当茶饮,针刺足临泣、悬钟等穴位。

第七节　产后出血

产后出血是指胎儿娩出后 24 小时内出血量超过 500 mL 者。产后出血是分娩期的严重并发症,是产妇死亡的重要原因之一,在我国居产妇死亡原因首位。

一、病因

(1)子宫收缩乏力:是产后出血最常见的原因。

(2)胎盘因素:分为胎盘滞留、胎盘粘连、胎盘部分残留。

(3)软产道裂伤:分娩过程中软产道裂伤。

(4)凝血机制障碍:任何原因的凝血功能异常均可引起产后出血。

二、临床表现

(一)阴道多量流血

胎儿娩出后立即发生阴道流血,色鲜红,应考虑软产道裂伤;胎儿娩出后数分钟出现阴道流血,色暗红,应考虑胎盘因素;胎盘娩出后阴道流血较多,应考虑子宫收缩乏力或胎盘、胎膜残留;胎儿娩出后阴道持续流血且血液不凝,应考虑凝血功能障碍。

(二)休克症状

患者出现面色苍白、出冷汗、心慌、头晕、怕冷、寒战、打哈欠、表情淡漠、呼吸急促甚至烦躁不安。

(三)出血量评估

正确评估出血量,常采用的方法包括称重法、面积法、容积法。

三、辅助检查

(一)血常规

了解患者红细胞和血红蛋白情况。

(二)DIC 监测

判断出、凝血时间,凝血酶原时间及纤维蛋白原测定等结果。

四、治疗要点

针对出血原因,迅速止血,补充血容量,纠正失血性休克,防治感染。

五、护理措施

(一)预防分娩期产后出血

1.第一产程

密切关注产程进展、防止产程延长,保证产妇基本需要,避免产妇衰竭状态,保证休息。

2.第二产程

应严格无菌操作,指导患者正确使用腹压,并适时适度地会阴侧切,胎头胎肩娩出要慢,胎肩娩出后立即肌内注射或静脉滴注缩宫素,以加强子宫收缩,减少产后出血。

3.第三产程

避免用力牵拉脐带、按摩、挤压子宫,胎盘娩出后应检查胎盘胎膜是否完整,检查胎盘母体面和胎儿面,判别有无缺损,检查软产道包括宫颈、阴道、外阴等部位有无损伤。

(二)产褥期的护理

1.观察病情

观察生命体征变化,重点观察血压与脉搏变化。评估产妇阴道流血情况,正确评估出血量。触摸子宫硬度及宫底高度,判断子宫收缩状态,检查周身皮肤有无出血倾向,及时反馈医师,并做好护理记录。产后密切观察 2 小时,嘱患者及时排空膀胱,尽早哺乳。

2.抢救休克

准备抢救所需物品、药品、器械;针对不同原因出血给予相应措施;保持静脉通路的畅通,做好输血、急救准备工作;注意保持患者平卧、吸氧、保暖,严密观察并记录;监测生命体征变化,观察尿量及尿色;观察子宫收缩情况,有无压痛等;遵医嘱应用抗生素。失血量较多体液不足时,应遵医嘱给予补液、输血,补充血容量。合理调整输液速度,纠正休克状态。

3.处理不同原因产后出血

子宫收缩不良,导尿排空膀胱后可使用子宫收缩剂、按摩子宫、宫内填塞纱布条或结扎盆腔血管等方法达到止血目的;胎盘因素,应采取及时取出,必要时做好刮宫准备,胎盘粘连应行钳刮术和清宫术,若剥离困难疑有胎盘植入,切忌强行剥离并做好子宫切除术前准备;软产道损伤,应逐层缝合裂伤处,彻底止血,软产道血肿应切开血肿后缝合、同时注意止血并补充血容量;凝血功能异常,应尽快补充新鲜血、血小板和凝血酶原复合物。

4.提供健康知识

做好饮食指导,进营养丰富易消化,含铁蛋白丰富的食物,少量多餐;指导产妇适量活动的自我保健技巧;明确产后复查时间、目的和意义,使产妇能按时接受检查,及时发现问题,调整产后指导方案使产妇尽快恢复健康;进行避孕指导,合理避孕,产后 42 天,禁止盆浴和性生活。

5.预防感染

密切关注体温变化,评估患者恶露颜色、气味、量,每天 2 次会阴护理,保持外阴清洁。定时观察子宫复旧情况,并及时做好记录。

参考文献

[1] 张萍,黄俊蕾,陈云荣,等.现代医学临床与护理[M].青岛:中国海洋大学出版社,2018.

[2] 吴欣娟,张晓静.实用临床护理操作手册[M].北京:中国协和医科大学出版社,2018.

[3] 高翔.实用专科护理技能要点[M].长春:吉林科学技术出版社,2019.

[4] 郑浩杰,贾彦生.消化内科疾病观察与护理技能[M].北京:中国医药科技出版社,2019.

[5] 吴小玲.临床护理基础及专科护理[M].长春:吉林科学技术出版社,2019.

[6] 赵建国.外科护理[M].北京:人民卫生出版社,2018.

[7] 张晓萍.内科护理[M].北京:科学出版社,2018.

[8] 王绍利.临床护理新进展[M].长春:吉林科学技术出版社,2019.

[9] 魏晓莉.医学护理技术与护理常规[M].长春:吉林科学技术出版社,2019.

[10] 马莉莉.实用临床护理指南[M].长春:吉林科学技术出版社,2019.

[11] 刘旭,孙彦龙,买晓颖.内科护理[M].武汉:华中科技大学出版社,2018.

[12] 程璐.临床常见疾病护理常规及健康教育[M].北京:中国科学技术出版社,2018.

[13] 官洪莲.临床护理指南[M].长春:吉林科学技术出版社,2019.

[14] 高静.临床护理技术[M].长春:吉林科学技术出版社,2019.

[15] 姜梅.妇产科护理指南[M].北京:人民卫生出版社,2018.

[16] 狄树亭,董晓,李文利.外科护理[M].北京:中国协和医科大学出版社,2019.

[17] 徐月秀.临床护理新思维[M].天津:天津科学技术出版社,2018.

[18] 张鸿敏.现代临床护理实践[M].长春:吉林科学技术出版社,2019.

［19］艾翠翠.现代疾病护理要点［M］.长春:吉林科学技术出版社,2019.

［20］刘扬,韩金艳,刘丽英.全科护理实践［M］.长春:吉林科学技术出版社,2019.

［21］王雪玲.现代护理新思维［M］.天津:天津科学技术出版社,2018.

［22］赵秀森.基础护理技术［M］.北京:北京大学医学出版社,2019.

［23］魏燕.实用临床护理实践［M］.长春:吉林科学技术出版社,2019.

［24］韩凤红.实用妇产科护理［M］.长春:吉林科学技术出版社,2019.

［25］单强,韩霞,李洪波,等.常见疾病诊治与护理实践［M］.北京:科学技术文献出版社,2018.

［26］马晓霞.实用临床护理技术［M］.长春:吉林科学技术出版社,2019.

［27］马雯雯.现代外科护理新编［M］.长春:吉林科学技术出版社,2019.

［28］郭丽红.内科护理［M］.北京:北京大学医学出版社,2019.

［29］丁海燕,张力.妇产科护理［M］.长春:吉林科学技术出版社,2019.

［30］程萃华,张卫军,王忆春.临床护理基础与实践［M］.长春:吉林科学技术出版社,2019.

［31］徐姝一.临床护理新思维［M］.北京:科学技术文献出版社,2018.

［32］鲁昌盛.外科护理［M］.长沙:中南大学出版社,2019.

［33］安利杰.内科护理查房案例分析［M］.北京:中国医药科技出版社,2019.

［34］赵霞.临床外科护理实践［M］.武汉:湖北科学技术出版社,2018.

［35］刘爱平,袁春霞.内科护理［M］.长沙:中南大学出版社,2019.

［36］李勇,郑思琳.外科护理［M］.北京:人民卫生出版社,2019.

［37］阮仕珍,刘宏艳,段文娜.人文关怀护理模式在前置胎盘剖宫产术后出血护理中的应用价值［J］.检验医学与临床,2020,17(1):105-107.

［38］汪玉晶.全程无缝隙护理模式在普外科护理中的应用及效果评价［J］.中国医药指南,2019,17(15):278-279.

［39］孙晓蕾,潘建.呼吸内科重症患者采用护理干预措施的临床应用效果［J］.中国药物与临床,2020,20(1):141-143.

［40］吴欣娟,蔡梦歆,曹晶,等.规范化护理方案在提升卧床患者护理质量中的应用研究［J］.中华护理杂志,2018,53(6):645-649.